Caius Schmid · Urs Geiger

Rehatrain

Caius Schmid · Urs Geiger

REHATRAIN

Übungen mit dem Thera-Band

2., überarbeitete Auflage

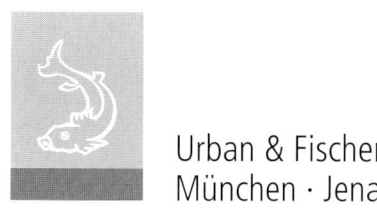

Urban & Fischer
München · Jena

Zuschriften und Kritik an:
Urban & Fischer, Lektorat Fachberufe, Karlstraße 45, 80333 München

Wie allgemein üblich wurden Warenzeichen bzw. geschützte Namen nicht besonders gekennzeichnet.

Autoren:

Caius Schmid
Tessinstr. 15, CH-4054 Basel
Tel.: +41-061/3 02 23 69
Fax +41-061/3 02 23 31
e-Mail: Corposana@bluewin.ch

Urs Geiger
Hebelstr. 56, CH-4056 Basel
Tel.: +41-061/2 61 76 14
Fax +41-061/2 61 76 11
e-Mail: gym.medico@swissonline.ch

Die Deutsche Bibliothek – CIP-Einheitsaufnahme
Ein Titeldatensatz für diese Publikation ist bei
Der Deutschen Bibliothek erhältlich

1. Auflage 1997, Gustav Fischer Verlag
1. italienische Auflage 1999
2. Auflage 2000

Alle Rechte vorbehalten
© 2000 Urban & Fischer Verlag München · Jena

02 03 04   5 4 3 2

Das Werk einschließlich aller seiner Teile ist urheberrechtlich geschützt. Jede Verwertung außerhalb der engen Grenzen des Urheberrechtsgesetzes ist ohne Zustimmung des Verlages unzulässig und strafbar. Das gilt insbesondere für Vervielfältigungen, Übersetzungen, Mikroverfilmungen und die Einspeicherung und Verarbeitung in elektronischen Systemen.

Lektorat: Ines Mergenhagen
Zeichnungen: Sandra Hoffmann, Basel; Susanne Adler, Lübeck
Titelgraphik: DOEHRINGs, Lübeck
Herstellung: Detlef Mädje
Umschlaggestaltung: prepress ulm GmbH, Ulm
Gesamtherstellung: Gulde-Druck, Tübingen

Printed in Germany

ISBN 3-437-45331-9

Aktuelle Informationen finden Sie im Internet unter: http://www.urbanfischer.de

Geleitwort

Dieses Buch von Urs Geiger und Caius Schmid ist ein lange erwarteter und wichtiger Baustein des Grundlagengebäudes für Physiotherapie und Rehabilitation.

Mit der erweiterten Kenntnis der differenzierten Funktionszusammenhänge zwischen Gelenkfunktion, Innervation und Bewegungsreaktion hat man bisher großen Wert auf das Wiedereinspielen von Bewegungsmustern gelegt; dabei gelangen verschiedenste Therapiemethoden zur Anwendung, welche primär dem Ziel der verbesserten intermuskulären Koordination und damit dem Erlangen der Alltagsbelastbarkeit dienen.

Im Zusammenhang mit strukturellen Veränderungen des Bewegungsapparates, aufgrund pathomechanischer Zustände, welche aus einem Mißverhältnis zwischen Belastung und Belastbarkeit resultieren ist es erforderlich, zusätzlich die Konditionsfaktoren Muskelkraft und -ausdauer, Dehnfähigkeit der passiven Strukturen und neuromuskuläre Koordination durch selektive Stimulation in das Rehabilitationskonzept einzubauen. Als Beispiele seien hier u. a. Tendomyosen, Sehnenansatzbeschwerden, chronische Rückenbeschwerden und Trainingsmangel-Syndrom genannt.

Die Wirksamkeit von umfassenden aktiven Rehabilitationsprogrammen ist hinlänglich bekannt und durch anerkannte Studien auch dokumentiert. Die Patienten sollen sich durch intensive Nutzung der entsprechenden trainingstherapeutischen Infrastruktur – zusätzlich zur klassischen physiotherapeutischen Behandlung – konditionelle Reserven aufbauen, welche das Verhältnis zwischen alltäglicher oder sportlicher Belastung und aktueller Belastbarkeit des Bewegungsapparates günstig beeinflussen.

In den folgenden Anleitungen und Übungsprogrammen sind diese Prinzipien mit den Kenntnissen der Trainingsphysiologie für den Wiederaufbau von Kraft, lokaler Ausdauer und Beweglichkeit beschrieben. Zahlreiche Abbildungen machen den Text verständlich und erleichtern aufgrund der Übungsvielfalt einen spezifischen und dosierbaren Rehabilitationsaufbau.

Es ist sehr zu hoffen, daß der Einsatz des Thera-Bandes im Rahmen des Rehatrain-Konzeptes die aktive Rehabilitation – auch im Sinne der Sekundärprävention – im Interesse der Patienten und letztlich auch der Kostenträger fördert. Das langfristige Idealziel ist die Erhaltung der motorischen Gesamtfunktion mit Reintegration des Menschen in die Gesellschaft und in sein berufliches Tätigkeitsfeld.

Prof. Dr. med. W. Müller
Chefarzt der Orthopädie
Kantonsspital Bruderholz
CH-4101 Bruderholz

Vorwort

Erkrankungen des Bewegungsapparates, insbesondere degenerativ bedingte Beschwerden der Wirbelsäule und ihrer Muskulatur, entwickeln sich immer mehr zur Volkskrankheit Nummer 1. Sie sind so häufig geworden, daß ihre Begleiterscheinungen von manchen Zeitgenossen schon als Normalzustand hingenommen werden. Gleichzeitig belegen Statistiken die enormen volkswirtschaftlichen Konsequenzen dieser bedenklichen Entwicklung. 80 % aller Menschen suchen irgendwann in ihrem Leben einen Arzt wegen Rückenschmerzen auf. Dabei liegen Lumbalgien oder „low back pain" (Kreuzschmerzen) an zweiter Stelle als Grund für Arbeitsausfälle. 75 % der Patienten, die drei Monate oder länger wegen Rückenbeschwerden arbeitsunfähig waren, sind nicht mehr an ihren Arbeitsplatz zurückgekehrt. Diese Angaben stammen aus einer großen Studie der Universität Florida in Gainsville. Von diesem wirtschaftlich „interessanten Potential" profitiert vor allem die Fitneßindustrie.

Aufgrund der ausgesprochenen Komplexität von Rückenschmerzen ist eine ganzheitliche Interpretationsweise schwierig, weshalb sich meist nur Teilerfolge verzeichnen lassen. Das schließt aber keineswegs aus, daß jede Lücke im Gesamtbereich der Prävention und Rehabilitation von einer neuen „Trainingsphilosophie" genutzt wird. Moderne Schlagworte, meist aus dem angloamerikanischen Sprachraum, programmieren ganze Bevölkerungsschichten auf uniforme Verhaltensmuster. Jedermann fühlt sich früher oder später dem designergleichen „way of life" aus irgendeinem Beweggrund verpflichtet oder wird indirekt mit einem indoktrinierten schlechten Gewissen konfrontiert. Die meist nur kurze Lebensdauer solcher personifizierten Modeströmungen bestätigt gleichzeitig die Insuffizienz einseitiger Bewegungsprogramme. Ihre Erfinder stellen auch nicht den Anspruch auf Längerfristigkeit. Das Schlagwort „Fitneß" wird durch den übergreifenden Begriff „Wellness" ergänzt, welcher durch einen Gesundheitstouch zusätzlich an Attraktivität gewinnt.

An dieser Stelle muß der Fitneßwelle attestiert werden, daß sie bei vielen Zeitgenossen zu einem körperlichen Selbstverständnis geführt und die Bereitschaft erhöht hat, für die eigene Gesundheit Verantwortung zu übernehmen. Gewachsen ist aber auch der gesellschaftliche Erwartungsdruck auf das Individuum und die damit verbundene psychische Belastung, den statussymbolisch verkörperten Idealvorstellungen nicht gerecht zu werden. Eine Reaktion darauf kann die schwindende Motivation sein, Anstrengungen zur körperlichen Fitneß als vitalen Beweggrund zu akzeptieren. Auf der anderen Seite zeigen sich Überreaktionen, welche sich in der Suche nach unmäßigen und immer exzessiveren Trainings- und Wettkampfformen niederschlagen. Daß diese überzogenen Anstrengungen dem ursprünglich postulierten Gesundheitsgedanken abträglich sind, braucht nicht weiter erläutert zu werden.

Das vorliegende Buch ist aus dem Bedürfnis entstanden, der Herausforderung, welche sich dem Krankengymnasten und Physiotherapeuten im Bereich von muskulärer Rehabilitation und Kräftigungstherapie täglich stellt, mit der gewünschten Effizienz begegnen zu können. Es war deshalb nie unsere Absicht, irgendeine spezialisierte Population von Fitneß- oder Spitzensportlern vom zwingenden Nutzen der beschriebenen Übungen überzeugen zu wollen. Sie zeigen vielmehr eine differenzierte Möglichkeit, auch untrainierte Patienten adäquat belasten zu können.

Urs Geiger
Caius Schmid

Inhaltsverzeichnis

Teil 1: Trainingsphysiologische Grundlagen

1	**Fitneß und körperliche Leistungsfähigkeit**	2
1.1	Kraft- und Ausdauertraining	3
1.2	Belastung und Belastbarkeit	3
2	**Grundlagen des muskulären Trainings**	5
2.1	Funktion der Skelettmuskulatur	7
2.1.1	Formen der Muskelkontraktion	8
2.1.2	Energiebereitstellung in der Skelettmuskulatur	10
2.1.3	Regulation der Muskeldurchblutung	11
2.1.4	Spannungsqualitäten der Skelettmuskulatur	12
2.1.5	Ursachen und Folgen der muskulären Ermüdung	13
2.1.6	Anforderungsprofil der Wirbelsäulenmuskulatur	14
2.2	Trainingsphysiologische Aspekte der Kondition	15
2.2.1	Kraft	19
2.2.2	Ausdauer	20
2.2.3	Beweglichkeit	20
2.2.4	Koordination	23
2.2.5	Schnelligkeit	24
2.2.6	Stabilisation	25
2.3	Belastungsnormativen	25
2.3.1	Belastungsintensität	26
2.3.2	Belastungsdauer	26
2.3.3	Belastungsdichte/Pausen	26
2.3.4	Belastungshäufigkeit/Wiederholungen und Serien ...	27
2.3.5	Belastungsumfang	27
2.3.6	Trainingshäufigkeit	28
2.4	Dosierung der Belastung	28
2.4.1	Borg-Skala	29
2.5	Gestaltung der Trainingsreize	31
2.5.1	Maximalkrafttraining	31
2.5.2	Schnellkrafttraining	33
2.5.3	Kraftausdauertraining	34
2.5.4	Reaktivkrafttraining	35
2.5.5	Regenerationsprozesse	36

3 Rehatrain in der muskulären Rehabilitation 38
- 3.1 Rehatrain 38
- 3.2 Eigenschaften des Thera-Bandes 39
- 3.3 Hinweise zur praktischen Anwendung 40
- 3.4 Vergleich Thera-Band – Kraftmaschine – Freie Gewichte 41

4 Praktische Aspekte des Muskeltrainings 45
- 4.1 Trainingsgestaltung in der Rehabilitation 46
- 4.2 Einstufung der Belastungsreize auf den Muskel 46
- 4.3 Test – Treat – Train – Re-Test (T.T.T.T.) 47
- 4.4 Allgemeine Trainingshinweise 49

5 Anleitung zur Wahl der Trainingsmethoden und Belastungsintensitäten 50
- 5.1 Rehatrain Kraft-Tests 50
- 5.2 Anwendung der Borg-Skala im Krafttraining 51
- 5.3 Auswahl der Trainingsmethoden und Belastungsintensitäten 52

Teil 2: Kraft-Tests und Übungen mit dem Thera-Band

6 Obere Extremität 57
- 6.1 Stabilität des Schultergelenks 57
- 6.2 Scher- und Kompressionskräfte am Schultergelenk 57
- 6.3 Stützfunktion im Ellbogen 58
- 6.4 Kraft-Tests 58
- 6.5 Übungsprogramm 70

7 Rumpf und Wirbelsäule 104
- 7.1 Statik der Wirbelsäule 104
- 7.2 Kraft-Tests 105
- 7.3 Übungsprogramm 117

8 Untere Extremität 160
- 8.1 Quadrizepstraining 160
- 8.2 Kraft-Tests 161
- 8.3 Übungsprogramm 174

Anhang 217
- Bezugsquellen 217
- Weiterführende Literatur 218
- Abbildungsverzeichnis 218

Register 219

Trainingsphysiologische Grundlagen

1 Fitneß und körperliche Leistungsfähigkeit

Im allgemeinen versteht man unter Fitneß die Fähigkeit, eine beabsichtigte oder geforderte physische Aktivität zu leisten. Neben der körperlichen Leistungsfähigkeit dürfen dabei emotionale Fähigkeiten wie Wille und Motivation nicht unterschätzt werden. Damit der Begriff „Fitneß" seinem Gesundheitscharakter gerecht wird, ist eine gute, nicht aber maximale körperliche Leistung in harmonischer Ausgewogenheit der einzelnen Aspekte erforderlich.

Körperliche Leistungsfähigkeit setzt sich primär aus den konditionellen Grundfaktoren Muskelkraft, lokale und allgemeine aerobe und anaerobe Kapazität sowie psychomotorischen Fähigkeiten zusammen. Je nach individueller Belastungsanforderung und Lebensweise ist die eine oder andere physische Bewegungsqualität besonders ausgeprägt. Neben dem gezielten Training dieser Funktionsqualitäten bedeutet dies gleichzeitig eine Verletzungsprophylaxe. Voraussetzung ist, daß die richtigen Verhaltensweisen und Bewegungsfunktionen auf den Alltag übertragen werden können.

Inaktivität und damit Minderbelastung des aktiven und passiven Bewegungsapparates führen zum sog. „Deconditioning-Syndrom". Es ist durch Nachlassen der motorischen Fertigkeiten und durch Verlust der Muskelkraft und -ausdauer gekennzeichnet. Die Folgen sind schlechte Gleichgewichtsreaktionen, mangelhafte Bewegungskoordination, pathomechanische Verhaltensmuster und Fehlbelastungen bei fehlender Arbeitsökonomie.

1.1 Kraft- und Ausdauertraining

Kraft- und Ausdauertraining sind heute groß in Mode. Aber die Meinungen über Trainingsmethoden, Trainingsaufbau und Trainingsmittel gehen oft weit auseinander. Neue Erkenntnisse im Bereich der Leistungsphysiologie führen zwar zu einer Optimierung der Trainingsformen, jedoch gleichzeitig zu einer noch ausgeprägteren Spezialisierung. Die daraus entstehenden Begriffe und Definitionen machen die allgemeine und spezielle Trainingslehre zu einem Tummelfeld des Theoretikers.

Trainingsprinzipien lassen sich auch auf Nichtsportler oder Patienten übertragen, weil sie auf physiologischen Wirkungsmechanismen beruhen. Begriffe der Trainingslehre müssen auf ein sinnvolles und verständliches Maß reduziert werden. Dies erleichtert die Formulierung des Trainings- oder Therapieziels sowie dessen Überprüfbarkeit und fördert das Verständnis für die Maßnahmen.

Nicht speziell die sportliche Leistungsfähigkeit, sondern die Struktur der physiologischen Leistung im Rahmen der Gesamtfitneß steht im Mittelpunkt. Sie ist in der heutigen Gesellschaft ein Muß und Ausdruck von Gesundheit und Wohlbefinden. Hierbei kommt der körperlichen Leistung eine wichtige Bedeutung zu. Kraft, Schnelligkeit und Ausdauer zeigen eine genetische und trainingsbedingte Dominanz mit individueller Ausprägung. Die körperliche Leistungsfähigkeit oder motorische Fitneß beschreibt eine bestimmte Aktion. Sie ist nicht direkt meßbar, läßt sich aber aus dem gezeigten Bewegungsverhalten ableiten.

Die Bedeutung der Skelettmuskulatur spiegelt sich allein schon im hohen Gewichtsanteil im Vergleich zur Gesamtkörpermasse wider. Aufgrund der vielfältigen täglichen Aufgaben unserer Muskulatur ist eine Gliederung der motorischen Erscheinungsformen in koordinative und konditionelle Fähigkeiten erforderlich.

1.2 Belastung und Belastbarkeit

Körperliche Belastbarkeit ist das Resultat eines biologischen Auf- und Abbauprozesses an anatomischen Strukturen und Organsystemen. Der lebenslange Prozeß wird durch das Bestreben des Organismus nach Ausgleich zwischen Belastung und Belastbarkeit bestimmt. Wenn der Organismus nicht belastet wird, nimmt seine Belastbarkeit zwingend ab. Im Gegensatz dazu wird sich ein adäquat belasteter Organismus durch funktionelle und strukturelle Veränderungen der erhöhten Belastung anpassen. Diese adaptive Potenz ist von Mensch zu Mensch sehr verschieden und hängt von verschiedenen Faktoren wie Alter, Geschlecht, genetischer Prädisposition, psychosozialen Faktoren u. a. ab.

Pathologisch veränderte Gewebsstrukturen können vor allem aufgrund ihres biochemischen Milieus nicht mehr adäquat auf mechanische Reize reagieren, womit eine weitere Destruktion der Strukturen begünstigt wird. Die Auswirkungen sind eine lokale und später auch allgemeine Dekonditionierung des Bewegungsapparates mit pathogenen Folgen: Schon geringe Belastungen können Beschwerden verursachen, wodurch die vitale Belastbarkeit noch weiter eingeschränkt wird. Eine verminderte Belastbarkeit wiederum führt zu Überbelastung der anatomischen Strukturen bis zur Zerstörung derselben. Dabei auftretende Schmerzen wirken sich zudem negativ auf die Belastbarkeit aus.

Bei der Beurteilung des Deconditioning-Syndroms müssen alle konditionellen Faktoren berücksichtigt werden:

- Kraft (Maximalkraftfähigkeit)
- Ausdauer (lokale Muskelausdauerfähigkeit, kardiopulmonale Kapazität)
- Beweglichkeit des Bewegungsapparates
- Bewegungskoordination
- psychosoziale Faktoren (diese dürfen nicht unberücksichtigt bleiben, auch wenn sie nicht zu den konditionellen Faktoren gezählt werden).

Ziel einer physiotherapeutischen Intervention ist es, Fehlbelastungen zu erkennen, das Fehlverhalten zu beseitigen und adäquate Reize auf das geschädigte Gewebe zu applizieren. Physikalische Maßnahmen und aktive Bewegungstherapie erlauben bei entsprechender Dosierung, im betroffenen Gewebe Anpassungs- oder Heilungsprozesse auszulösen und damit die Alltagsbelastbarkeit wieder herzustellen. Hier stehen verschiedene Maßnahmen zur Verfügung:

- Veränderung der momentanen Belastung der Gewebestrukturen (Muskeln, Knochen, Knorpel, Nerven, Sehnen und Ligamente)
- Verbesserung der Belastbarkeit der Gewebestrukturen durch adäquat dosierte Belastungssteigerungen
- Verbesserung der biomechanischen Krafteinwirkungen durch manuelle Mobilisationen der Gelenke, äußere Hilfestellungen (Tape, Schuheinlagen, Bandagen, usw.) und Aufbau der gelenkschützenden Muskulatur
- Verbesserung der lokalen Durchblutung (Dosierung auf der Borg-Skala 8-10; vgl. Kap. 2.4.1).

Eine optimale Durchblutung und das Vorhandensein von genügend Baustoffen (Eiweißmoleküle, Kalzium, Phosphor) ist Voraussetzung für die Anpassung verschiedener Gewebe, Organe und Organsysteme an Belastung. Die Stoffwechselprozesse und die lokale Durchblutung werden vom vegetativen Nervensystem beeinflußt und können durch physikalische, psychotherapeutische und manuelle Methoden gehemmt oder angeregt werden.

2 Grundlagen des muskulären Trainings

Der Begriff Training wird in verschiedenen Bereichen verwendet. Er beinhaltet aber immer einen Übungsprozeß, der eine Verbesserung im entsprechenden Zielbereich anstrebt. Sportliches Training ist demzufolge die gezielte Steigerung der körperlichen Leistungsfähigkeit mit Hilfe von Körperübungen. Der Grad der Trainierbarkeit stellt dabei die Anpassungsfähigkeit des Körpers an entsprechende Belastungen dar und ist leistungsphysiologisch als ständiger Adaptionseffekt aufzufassen.

Der gesunde Organismus hat die ausgeprägte Fähigkeit, sich verändernden äußeren Bedingungen anzupassen. Ohne Störung der alltäglichen Belastung halten sich aufbauende und abbauende Vorgänge in einem dynamischen biologischen Gleichgewicht, das als *Homöostase* bezeichnet wird. Wird die Homöostase durch einen äußeren Reiz gestört, sucht der Körper nach einem der Situation entsprechenden neuen Gleichgewicht. Dies wird möglich durch aufbauende, anabole Stoffwechselvorgänge, welche zu einem höheren Leistungsniveau führen. Eine solche *Superkompensation* (Überkompensationsprozeß) kann als Schutzmechanismus der belasteten Gewebe verstanden werden, der bei wiederholter überschwelliger Belastung einer erneuten Entleerung der beanspruchten Energiespeicher vorbeugt.

Modellhaft wird die Hypertrophiesteuerung durch Krafttraining folgendermaßen erklärt: Eine überschwellige, kraftbetonte Muskelbeanspruchung führt zu einem höheren ATP-Verbrauch als der Muskel wieder herstellen kann. Dies führt zu einer Aktivierung des genetischen Zellapparates, so daß verstärkt kontraktile Muskeleiweiße synthetisiert werden und die Muskelzelle hypertrophiert. So kommt es bei einem erneuten Reiz zu einer relativen Verringerung des ATP-Abbaus.

Trainingsphysiologisch relevant ist dabei, daß der Organismus nur auf chemische Zustandsänderungen reagiert, welche durch Erschöpfung der Energievorräte bedingt sind. Dies muß in der Belastungsphase berücksichtigt werden, damit in der nachfolgenden Wiederherstellungsphase eine Superkompensation und damit eine Anpassung (Adaption) über das ursprüngliche Niveau hinaus erfolgen kann.

Trainingsreize sind also Störfaktoren, welche die Homöostase „negativ" beeinflussen und adaptive Veränderungen in den beanspruchten Geweben und Systemen verursachen (Abb. 1).

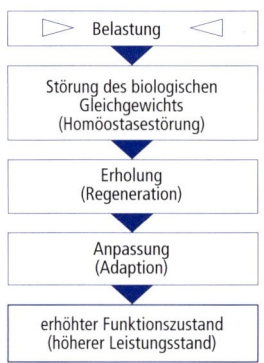

Abb. 1: Training als biologische Ursache-Wirkungskette.

Durch Training können spezifische Bewegungsabläufe qualitativ oder quantitativ verbessert werden. Die motorische Leistungsfähigkeit wird dabei durch die Funktion des neuromuskulären und energetischen Systems bestimmt. Ein quantitatives Training berücksichtigt primär den energetischen Aspekt der Anpassung und damit die Energiebereitstellung, -freisetzung und -wiederaufbau. Das qualitative Training zielt vermehrt auf den koordinativen Aspekt und damit auf die Bewegungskoordination und Bewegungssteuerung ab. Entsprechend der sportmotorischen Belastungsform kommt es zu einer spezifischen Adaption, wobei koordinative Leistungsverbesserungen schneller erzielt werden (Abb. 2).

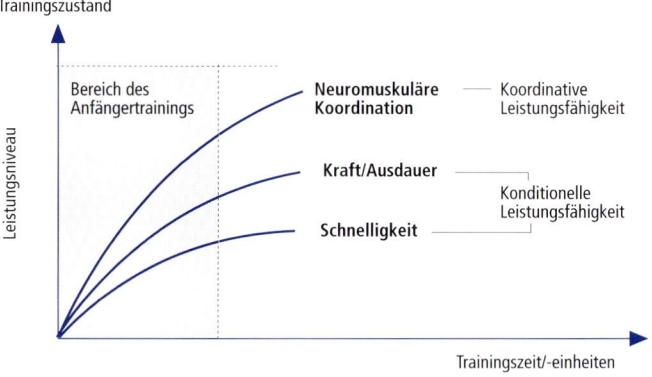

Abb. 2: Motorische Leistungsfähigkeit: Verbesserung der Koordination im neuromuskulären Bereich und der Kondition im energetischen Bereich.

Der aktuelle Trainingszustand bestimmt die Reaktion des Organismus auf einen gleichbleibenden Trainingsreiz. Einseitige Trainingsbelastungen führen zu einer Stagnation des Leistungsanstiegs. Physiologisch erfolgt die Leistungsverbesserung bei Trainingsbeginn sehr schnell, um dann mit verbessertem Trainingszustand immer langsamer anzusteigen. Dieses Phänomen ist leicht zu erklären: In einem fortgeschrittenen Trainingsstadium lösen Belastungen weniger „Störungen" des biologischen Gleichgewichtes aus, es fehlt somit der Reiz für die Anpassungsvorgänge.

Ein Training zeigt erst dann seinen ganzheitlichen Nutzen, wenn die individuelle Leistungsbereitschaft eine adäquate Belastungsintensität möglich macht. Motivation und Verständnis für die funktionellen Zusammenhänge des Bewegungsapparates sind der beste Garant dafür, daß mit Konsequenz und Durchhaltevermögen trainiert wird. Das Formulieren eines gewünschten Ziels ist eine wichtige Voraussetzung für die Motivation und dient als Kontrollinstrument für die Leistungsentwicklung.

Mit zunehmender Trainingsdauer steigert sich das subjektive Empfinden für das persönliche Leistungspotential. Dies wird durch immer differenziertere Biofeedback-Mechanismen auf zentralnervöser Ebene ermöglicht. Sinn und Zweck dieser Anpassung ist die Ökonomisierung der eingeübten Handlungsaktion. Dabei sind Energieverbrauch und Wirkung in bezug auf die Leistungsgrenze maximal – ein Grundsatz, der ganz besonders mit dem Herz-Kreislauf-Training angestrebt wird.

Einen weiteren Vorteil der Superkompensation stellt der psychologische Nutzen dar. Vegetative und humorale Steuerungsmechanismen führen dazu, daß mit dem gezielten Training die Freude an körperlicher Belastung steigt. Je mehr sich die Trainierenden den Übungen mental öffnen, um so höher wird das Niveau im Sinne der Ökonomie gesetzt, ohne die Belastung als störende Anstrengung zu empfinden. Die physischen und mentalen Faktoren ergeben nicht selten ein vitales Bedürfnis nach körperlicher Belastung – in unserer bewegungsarmen Arbeitswelt schon fast ein Muß.

Je untrainierter ein Mensch ist, desto rascher sind Trainingsfortschritte meßbar. Bereits relativ geringe Belastungen genügen, um einen ausgeprägten Kraftzuwachs zu erreichen, die Muskulatur paßt sich also relativ rasch an. Im Vergleich dazu gehen die Anpassungsvorgänge der passiven Strukturen des Halte- und Stützapparates sehr viel langsamer vonstatten. Bei der Trainingsplanung muß daher berücksichtigt werden, daß auch den nachhinkenden Strukturen eine ausreichende Adaptionszeit ermöglicht wird. Zudem ist auf eine strenge Progressivität der Belastung zu achten.

2.1   Funktion der Skelettmuskulatur

Neben ihrer thermoregulativen Bedeutung erfüllt die Skelettmuskulatur primär eine Halte- und Bewegungsfunktion. Für die Stabilität der Wirbelsäule sorgt hauptsächlich die Rückenmuskulatur. Damit diese überwiegend tonisch strukturierte Muskulatur ihrer statikerhaltenden Aufgabe im Schwerfeld nachkommen kann, muß sie ein erhebliches Maß an Maximalkraft aufweisen. Sie entscheidet letztendlich darüber, ob die Wirbelsäule mit ihren empfindlichen Strukturen ausreichend geschützt wird.

Die dynamische Stabilisation als Funktion einer Kokontraktion der gelenküberbrückenden Muskulatur findet beim Bücktraining seine therapeutische Anwendung. Diese wichtige Funktion wird permanent durch zentripetale Kräfte gefährdet. Weil sich die muskuläre Rehabilitation bei Beschwerden der Wirbelsäule in der Mobilisation und Haltungskorrektur oft schon erschöpft, wird ein echtes Kraftdefizit der Rückenmuskulatur häufig übersehen. Unterschwellig mag auch ein zu großer Respekt mitspielen, der zu einer zurückhaltenden Behandlung der Wirbelsäule führt. Schonung ist aber gerade bei muskulärem Defizit der Rückenmuskulatur unangebracht.

Mit den neuesten High-Tech-Methoden hat man sich an das systematische Training der Rückenmuskulatur gewagt – eine erstaunliche und gleichzeitig ernüchternde Entwicklung, wenn man bedenkt, daß die Krankengymnastik bis zu diesem Zeitpunkt nichts Vergleichbares anzubieten hatte. Es geht in diesem Buch weniger darum, die Übungen als Lösungsvorschläge für muskulär bedingte Rückenbeschwerden darzustellen. Entscheidend ist für uns die praktische Umsetzung der Erkenntnis, daß eine starke und ausdauertrainierte Muskulatur der beste Garant für Beschwerdefreiheit ist. Dieses Ziel kann und muß auch ohne apparativen Aufwand erreichbar sein. Eine Aussage über die Leistungsqualität der Muskulatur kann aber nur dann gemacht werden, wenn diese bis an die Grenze ihres energetischen Potentials ausgereizt wurde. Optimale Muskelfunktion bedeutet, daß konditionelle und koordinative Fähigkeiten der Muskulatur in einem funktionsgebundenen Ausprägungsgrad präsent sind.

2.1.1 Formen der Muskelkontraktion

Die mechanischen Aufgaben der Muskelsysteme innerhalb eines komplexen Bewegungsablaufes spiegeln sich in den verschiedenen Kontraktionsformen wider. Allgemein bekannt sind die Kontraktionstypen isometrisch (statisch) und isotonisch (dynamisch), wobei die isotonischen Kontraktionen nochmals in konzentrisch (dynamisch-überwindend) und exzentrisch (dynamisch-nachgebend) unterteilt werden. Als Spezialform der statischen Kontraktion ist die dynamisch-isometrische Kontraktion zu erwähnen: Eine bestimmte Gelenkstellung wird isometrisch gehalten und das äußere Drehmoment durch den Therapeuten oder den Anwender selbst vergrößert und verkleinert, so daß sich die Spannung des Muskels der einwirkenden Kraft stetig anpassen muß.

Bei den unterschiedlichen Kontraktionsformen der Muskulatur handelt es sich aber nur um eine phänomenologische Unterscheidung, basierend auf der Annahme einer Längen- oder Spannungskonstanz. So ist der Begriff isometrisch (griech.; isos: gleich, metron: Länge) muskelmechanisch irreführend, weil beim geforderten Spannungsaufbau der Muskulatur die Länge nicht gleich bleiben kann. Obwohl sich der Abstand zwischen Ursprung und Ansatz des Muskels nicht verändert, ist für eine Spannungszunahme eine Verkürzung der seriell-kontraktilen Elemente erforderlich. Die sarkomere Verkürzung muß deshalb durch eine passiv-dehnende Verlängerung der parallel-elastischen Elemente wie etwa Faszien und Sehnen kompensiert werden.

Auch bei der isotonischen Muskelaktivität gibt es, bei genauer Betrachtung der muskelmechanischen Reaktionen, letztlich keine Tonusgleichheit. Aus diesem Grunde wird gelegentlich der Begriff der „Auxotonie" für kontraktionsmechanische Mischformen verwendet. Die auxotonische Kontraktion tritt im normalen Alltag am häufigsten auf. Halten (statischer Anteil) und Bewegungsfunktion (dynamischer Anteil) sind dabei in unterschiedlicher Ausprägung kombiniert (Abb. 3). Sobald Gewicht gegen die Schwerkraft gehoben oder seine Beschleunigung verzögert wird, beteiligen sich statische und dynamische Komponenten. Dabei findet durch ein differenziertes Zu- und Abschalten motorischer Einheiten eine Angleichung des neuromuskulären Systems an das veränderte äußere Drehmoment und die Winkelgeschwindigkeit der Bewegung statt.

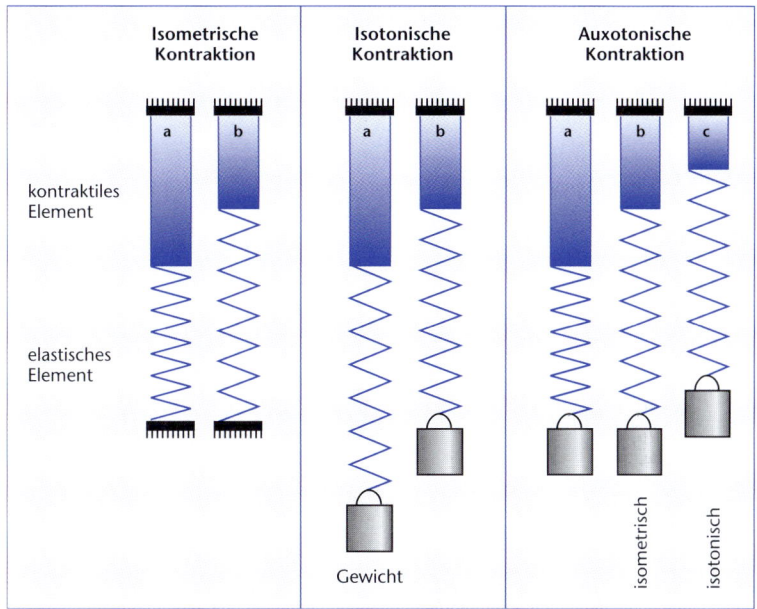

Abb. 3: Verhalten der seriell-kontraktilen Elemente (symbolischer Balken) und parallel-elastischen Elemente (symbolische Feder) des Muskels in Abhängigkeit von der Art der Muskelspannung (a= Ruhezustand, b+c = Zustand während bzw. nach der Kontraktion).

Die am häufigsten auftretende Muskelaktionsform „Dehnungs-Verkürzungs-Zyklus" (DVZ) wird jedoch, v.a. in der Rehabilitation, wenig bis gar nicht berücksichtigt, obwohl dies für eine vollständige Muskelfunktion und auch Sporttauglichkeit unabdingbar ist. Der DVZ ist eine neuromuskuläre Kontraktionsform, welche den fließenden Übergang einer isotonisch-exzentrischen in eine isotonisch-konzentrische Muskelkontraktion ermöglicht. Durch die Nutzung der idealelastischen Eigenschaften des kollagenen Sehnengewebes läßt sich ein hochökonomischer Bewegungsablauf durchführen, der wiederum höhere Leistungen erlaubt. In der exzentrischen Phase wird durch die Dehnung der Sehne potentielle Energie gespeichert, die bei der Bewegungsumkehr freigesetzt wird und dadurch die konzentrische Phase unterstützt. Dieser neuromuskuläre Mechanismus schützt v.a. während der betonten Stützphase beim Laufen, Springen oder Hüpfen die betroffenen Gelenke vor schädigenden Kompressionsspitzen. So wird z. B. beim Abwärtsgehen über hohe Treppenstufen die Wadenmuskulatur bereits vor dem jeweiligen Bodenkontakt aktiviert. Beim Auftreffen auf dem Untergrund bestehen folglich schon assoziierte Aktin-Myosin-Querbrücken, die dafür sorgen, daß die Dehnung primär die Sehne und nicht den Muskel betrifft. Die durch die Vorinnervation erreichte Spannung des tendomuskulären Systems erhöht die Elastizität, was als short-range-elastic-stiffness (SRES) bezeichnet wird. Sie versetzt den aktiven Bewegungsapparat in die Lage, den initialen Abbremsvorgang zu bewältigen.

Dieses fein abgestimmte Zusammenspiel von Nerven, Muskeln und Sehnen kann bei Ermüdung oder Überlastung eingeschränkt sein, was die Effizienz des Systems stark vermindert und wodurch der Chronifizierung von Beschwerden bis hin zu Langzeitschäden Vorschub geleistet wird. Aus diesen Gründen ist es wichtig, den DVZ als wichtige Kontraktionsform im aufbauenden Muskeltraining zu integrieren. Die Übungen auf den Seiten 190–195 eignen sich dazu besonders gut.

2.1.2 Energiebereitstellung in der Skelettmuskulatur

Der universelle Energieträger für jede Art von Muskelkontraktion ist das *ATP* (Adenosintriphosphat), welches als intermuskulärer Vorrat vorliegt. Die hydrolytische Spaltung von ATP in ADP (Adenosindiphosphat) durch das Enzym ATP-ase liefert die für die Muskelkontraktion benötigte Energie:

$$ATP + H_2O \xrightarrow{\text{Myosin-ATPase}} ADP + P + \text{Energie (ca. 7 kcal)}$$

Da der relativ kleine ATP-Speicher bei maximaler Kontraktionsleistung der Muskulatur für nur 2–3 Sekunden ausreicht, muß er durch Resynthese ständig nachgefüllt werden.

Hierfür wird zunächst das energiereiche *Kreatinphosphat* (KrP) herangezogen, durch dessen Spaltung die ATP-Speicher wieder gefüllt werden. Aufgrund der begrenzten Speicherkapazität sind damit maximale bzw. submaximale Muskelkontraktionen für ca. 20 Sekunden möglich. Da beim Kreatinphosphatstoffwechsel weder Sauerstoff benötigt wird noch Milchsäure entsteht, spricht man von einem *anaerob-alaktaziden* Prozeß.

Ist bei längerer Muskelarbeit der Kreatinphosphatvorrat erschöpft, wird Glukose, das im Muskel als Glykogen vorliegt, zur Resynthese von ADP zu ATP verwendet. Je nach Sauerstoffmenge stehen dabei zwei Möglichkeiten des *Glykogenabbaus* zur Verfügung:

- die *aerobe alaktazide* Energiebereitstellung (aerobe Glykolyse), bei der unter Verwendung von Sauerstoff im sog. Zitratzyklus keine Milchsäure (Laktat) entsteht. Hierbei wird recht viel ATP erzeugt, so daß eine Muskelarbeit von 60–90 Minuten möglich wird
- die *anaerobe laktazide* Energiebereitstellung, die keinen Sauerstoff benötigt und bei der Laktat entsteht; die erzeugte ATP-Menge ist dabei etwa 20mal niedriger als bei der aeroben Glykolyse.

Die Wahl des geeigneten Energiestoffwechsels wird durch den ATP-Verbrauch pro Zeiteinheit bestimmt. Bei niedriger bis mittlerer Muskelaktivität reicht der aerobe Glykogenabbau aus, unter dynamischer Arbeitsweise (isotonisch-konzentrisch, isotonisch-exzentrisch) erfolgt die Energiebereitstellung entsprechend der prozentualen Muskelspannung vom Maximum:

bis 30 %   aerob

30–50%   dominant aerob

50–70%   dominant anaerob

> 70%   anaerob

2.1.3 Regulation der Muskeldurchblutung

Muskulatur und Haut beanspruchen etwa 25 % der Gesamtdurchblutung des Organismus. Bei Anstrengung steigt sie um das 10 bis 15fache. Im Vergleich zum Ruhewert erhöht sich der Sauerstoffbedarf bei maximaler Belastung bis auf das 100fache. Mit der reflektorischen Mehrdurchblutung wird als Idealfall ein „steady state" angestrebt: Die Gefäßdilatation gleicht die Differenz zwischen Sauerstoffverbrauch und -zufuhr aus. Außerdem unterstützen endogene Pumpmechanismen die Muskulatur während ihrer rhythmischen Kontraktionstätigkeit. Die statische Haltekraft führt dagegen zur Unterbrechung der Muskeldurchblutung. Schon eine statische Kontraktion mit einer Intensität von 30 % der maximalen isometrischen Kraft drosselt die Blutzufuhr beinahe vollständig infolge Kompression der Kapillaren (Abb. 4).

Die sog. Muskelpumpe, die durch abwechselnde agonistische und antagonistische Kontraktionen zustande kommt, führt zu einer sympatikoton regulierten Gefäßerweiterung und sorgt so für eine ausreichende Sauerstoffversorgung im Muskel. Die benötigte Sauerstoffversorgung wird je nach Größe der aktivierten Muskelmasse eine Anpassung der Herz- und Atemfrequenz hervorrufen. Durch ein gut dosiertes Muskeltraining kann die lokale Blutversorgung durch Neubildung von Kapillaren (Kapillarisierung) im Muskel verbessert werden. Die Kriterien dafür sind die Reizstärke (in % der maximalen Kontraktionskraft) und der Reizumfang (Summe der Wiederholungen). Die Art der Energiebereitstellung ergibt sich dabei aus der Kraftintensität, dem Reizumfang und der Reizdauer.

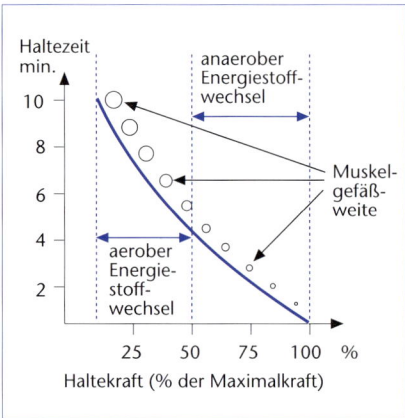

Abb. 4: Beziehung zwischen Haltekraft und Haltezeit: Mit steigender Haltekraft bei isometrischen Übungen nimmt die maximal mögliche Haltezeit ab, da der mit steigender Haltekraft wachsende Muskelinnendruck die Kapillaren komprimiert. Der Organismus ist dadurch gezwungen, die Energie auf anaerobem Weg bereitzustellen, was die Haltezeit stark verkürzt.

2.1.4 Spannungsqualitäten der Skelettmuskulatur

Der Muskeltonus wird u. a. durch individuelle Prädisposition (Statik, Konstitution und Muskelfaserzusammensetzung), Trainingszustand und Beeinflussung durch das autonome Nervensystem beeinflußt. Er kann einerseits nach subjektiven Kriterien durch Palpation und andererseits durch objektive Kriterien mittels einer EMG-Ableitung bestimmt werden. Palpationsbefund, strukturelle Veränderungen, Störungen der Muskelfunktion und subjektives Schmerzempfinden können dem erfahrenen Therapeuten wichtige Hinweise auf pathomechanische Abweichungen vom normalen Tonus geben.

Unter Muskelspannung versteht man die Kraft, die im Körper als Reaktion auf eine Belastung entsteht. Diese innere Kraft verteilt sich auf den gesamten Muskelquerschnitt. Je größer der Muskelquerschnitt, desto kleiner ist die Belastung und die daraus resultierende Spannung des Muskels. Dauert die äußere Kraft nur kurz, kann sich die Spannung wieder abbauen. Wirkt diese Kraft aber längere Zeit auf einen Muskel, wie bei einer (schwerkraftbedingten) Fehlhaltung, kann sich die erzeugte Spannung nicht mehr ganz abbauen. Dieser veränderte Muskeltonus zeigt bei einer manuellen Prüfung eine andere Konsistenz. Bei länger andauernden hohen Belastungen können strukturelle Veränderungen im Muskelgewebe selbst sowie eine Störung der Muskelfunktion festgestellt werden. Die Beurteilung des Muskeltonus mittels Palpation bleibt empirisch und subjektiv, weil ein direkter Vergleich zwischen Patienten aufgrund individueller Unterschiede nicht möglich ist.

Eine objektivere Beurteilung bietet das EMG-Gerät, insbesondere in bezug auf Trainingsintensität, Haltungskorrekturen und Analysen von Arbeitshaltungen. Der simultane Einsatz des EMG-Gerätes während einer dynamischen Übung weist folgende Vorteile auf: bessere Bewertung der Effizienz, optimales Feedback für den Patienten, Verminderung oder Erhöhung der Muskelspannung und Meßbarkeit des veränderten Kraftverhaltens. Letztere gilt vor allem in den ersten acht Trainingswochen durch die Verbesserung der neuromuskulären Steuerung. Ab einem bestimmten Zeitpunkt ist die Kraftsteigerung ausgereizt, die EMG-Kurve verändert sich nicht mehr und pendelt sich auf diesem höheren Niveau ein. Die nun einsetzende Hypertrophie der Myofibrillen läßt sich mit dem EMG nicht mehr nachweisen.

2.1.5 Ursachen und Folgen der muskulären Ermüdung

Jede übermäßige und länger andauernde Muskelspannung führt zu einem reaktiven Hypertonus mit peripherer Ermüdungserscheinung. Man unterscheidet die Kontraktions- von der Synapsenermüdung.

Die Kontraktionsermüdung zeichnet sich durch zunehmend kleinere Kontraktionsamplituden aus. Aufgrund des gleichzeitigen Anstiegs der Reizschwelle der Nerven und der verlängerten Refraktärzeit werden immer weniger Muskelfasern für den Kontraktionsvorgang rekrutiert. Im fortgeschrittenen Stadium kann der Muskel seine Ausgangslänge nicht mehr selbstregulierend erreichen. Man nennt dies Ermüdungskontraktur. Die Abnahme des mechanischen Wirkungsgrades erklärt sich aus der Senkung der Kalziumkonzentration im Myoplasma und dem Verbrauch des intramuskulär gespeicherten Glykogens bei gleichzeitigem Anstieg der Metabolitenkonzentration. Je größer der Grad der Ermüdung ist, desto mehr Zeit benötigt der Organismus für das Wiedererlangen der vollen physiologischen Leistungsfähigkeit. Reparations- und Restitutionsprozesse können in untrainierten Muskeln Tage beanspruchen und gehen mit schmerzhaften Erscheinungen einher. Diese sind vom sog. Muskelkater zu unterscheiden. Muskelkater entsteht durch übermäßige exzentrische Belastung der Muskulatur und führt zu Mikrorupturen der Myofibrillen. Die daraus entstehende reparative Entzündung ist für die charakteristischen Belastungsschmerzen verantwortlich.

Die Synapsenermüdung betrifft die peripheren efferenten Nerven mit ihren motorischen Endplatten. Die Azetylcholinfreisetzung an den präsynaptischen Strukturen ist reduziert, so daß keine Permeabilitätssteigerung möglich ist. Damit entfällt die Depolarisation und die neuromuskuläre Transmission (Abb. 5).

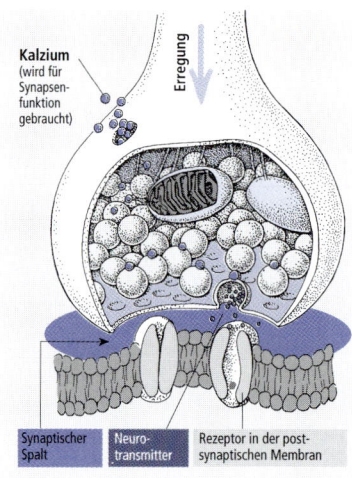

Abb. 5: Vereinfachte Darstellung einer Synapse: Am Ende des von einer Nervenzelle kommenden Neuriten verbreitert sich das Axon zu einem kleinen kolbenförmigen Gebilde, in das synaptische Bläschen (Vesikel) eingelagert sind. Darin befinden sich die Transmitterstoffe, die bei Erregung der Zelle über den synaptischen Spalt auf die Membran der postsynaptischen Seite gelangen und dort entweder einen hemmenden oder einen erregenden Einfluß ausüben. Auf der postsynaptischen Seite können andere Nervenzellen bzw. deren Fortsätze oder Muskelzellen liegen.

2.1.6 Anforderungsprofil der Wirbelsäulenmuskulatur

Die vielfältigen Aufgaben der Rückenmuskulatur sind durch ihre Halte-, Stütz- und Bewegungsfunktion gekennzeichnet. Verschiedene Muskelsysteme üben spezifische Funktionen aus, was auch durch ihren anatomischen Aufbau deutlich wird. Man spricht vom autochthonen und heterochthonen System, eine Einteilung, die sich aus der embryonalen Entwicklung begründet.

Die hererochthone Muskulatur ist, ihrem peripheren Nerven folgend, auf den Rücken „eingewandert", d. h. daß diese Muskeln zwar topographisch am Rücken inserieren, aber keine direkte Wirkung auf die Wirbelsäule haben. Dazu gehören die Hals-, Brust- und Bauchmuskeln.

Die Muskeln des autochthonen Systems werden segmental von den Rami dorsales der jeweiligen Spinalnerven versorgt und sind am Ort ihrer Entstehung, also direkt an der Wirbelsäule geblieben. Man spricht daher auch von der genuinen Muskulatur. Hinsichtlich ihrer Funktion und Faserzusammensetzung wird die autochthone Rückenmuskulatur wiederum unterteilt in die oberflächlich langen und die tiefen kurzen Muskeln.

Die oberflächlich lange Muskulatur dient primär der Erhaltung der physiologischen Form und der natürlichen Krümmung der Wirbelsäule, sie weist daher einen hohen tonischen Muskelfaseranteil auf. Zu dem langen System gehört das *Sakrospinalsystem*, das allgemein als „erector spinae" bezeichnet wird und die v.a. lumbal gut sichtbaren paravertebralen Muskelstränge umfaßt. Die wichtigsten Vertreter sind die Mm. longissimus und Mm. iliocostalis, welche sowohl lumbale, thorakale, cervikale und capitale Anteile aufweisen. Der M. spinalis bildet das *Spinospinalsystem*, das außer im lumbalen Teil ebenfalls in alle Wirbelsäulenabschnitten vorkommt. Das *Spinotransversalsystem* besteht aus den Mm. splenius capitis und cervicis.

Das tiefe kurze Schrägsystem der autochthonen Rückenmuskulatur hat überwiegend segmentale Bewegungsfunktionen und ist für die exakte Feineinstellung und Führung der Wirbelgelenke verantwortlich. Hierfür ist das *Transversospinalsystem* von größter Bedeutung, das mit seinem schrägen Faserverlauf von kurzen unisegmentalen und längeren polysegmentalen Anteilen der Mm. rotatores, Mm. multifidii, Mm. semispinales eine Stabilisation im Sinne der arthromuskulären Koordination garantiert. Zu den kurzen Rückenmuskeln werden weiterhin die Mm. interspinales, Mm. intertransversarii und Mm. nuchae profundi gezählt.

Diese zwei funktionell verschiedenen autochthonen Muskelsysteme müssen aufeinander abgestimmt wirken, um das Achsenorgan schadlos im Schwerfeld bewegen und halten zu können. Aufgrund der spezifischen Aufgaben der beiden Muskelsysteme ist es erforderlich, sie getrennt zu testen und zu trainieren. Das gerade lange System erlaubt große Bewegungsausschläge der Wirbelsäule v.a. in Extension, während das kürzere, schräge System axiale Rotation und segmentale (regionale) Stabilität im Sinne der Verhinderung von ventralen Scherkräften unterstützt.

Eine intakte Nervenversorgung stellt die Voraussetzung für eine funktionstüchtige Rückenmuskulatur dar. Bei der Testung der Rückenmuskulatur steht unserer Ansicht nach nicht nur die Kraft als solche im Vordergrund, wie es die heutigen High-Tech-Geräte vermuten lassen. Selektive Testanordnungen erlauben, auch Aussagen über Defizite im qualitativen und koordinativen Kontraktionsverhalten zu machen. Beide Beobachtungskriterien können mit den in diesem Buch beschriebenen Testprogrammen funktionsspezifisch beurteilt werden.

Häufig ist ein Kraftdefizit der Rücken- und Bauchmuskulatur die einzige Ursache für Rückenbeschwerden. Die Betroffenen können unter diesen Voraussetzungen ihr Körpergewicht nicht ausreichend gegen die Schwerkraft stabilisieren und sich dann auch nicht belastungsgerecht bewegen. Die Rückenmuskulatur muß aber verschiedene Kraftfunktionen erfüllen, so gehören zur automatisierten Alltagsmotorik statische Haltefunktionen, dynamisch-exzentrische und -konzentrische Anspannungen, auxotonische Spannungszustände sowie das Transformieren und Neutralisieren von Kräften aus der Peripherie. Diesem hohen Anforderungsprofil der Rücken- und Rumpfmuskulatur muß mit differenzierten und vielfältigen Trainingszielen Rechnung getragen werden.

2.2 Trainingsphysiologische Aspekte der Kondition

Kondition definiert den Ausprägungsgrad der körperlichen Leistungsfähigkeit ohne Berücksichtigung des Einflusses von Psyche und sozialem Umfeld. Darunter sind alle konditionellen Grundfähigkeiten zusammengefaßt, die Bestandteile der Motorik und gleichzeitig Voraussetzung für technische Fertigkeiten darstellen (Abb. 6).

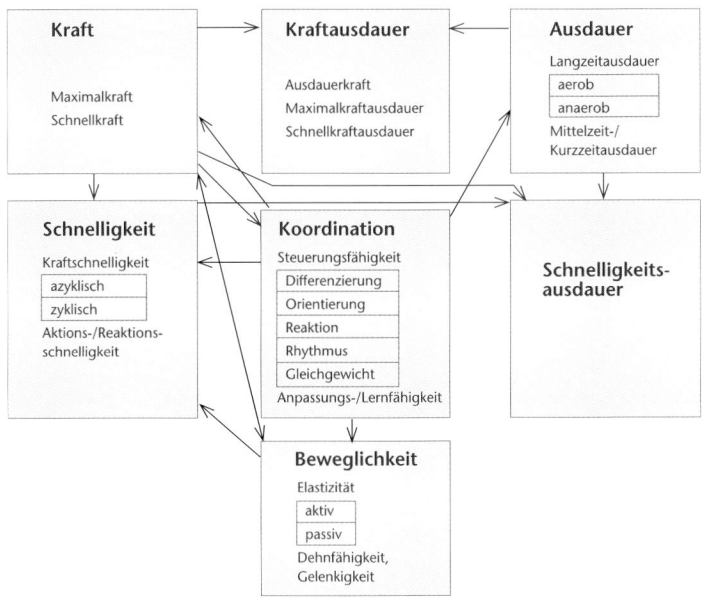

Abb. 6: Grundfähigkeiten zur Bestimmung der Kondition. Die Pfeile zeigen die positive Beeinflussung des jeweiligen Konditionsfaktors an.

Die konditionellen Grundfähigkeiten entwickeln sich auch ohne spezielles Training bis zum genetisch determinierten, individuellen Ausprägungsgrad. Mit gezieltem Training lassen sie sich aber in unterschiedlichem Maße weit über das übliche Niveau anheben. Die schnellste Entwicklung erfährt hierbei die Koordinationsfähigkeit, gefolgt von Kraft und Ausdauer. Eine Verbesserung der Bewegungsschnelligkeit ist durch Training der neuromuskulären Koordination und der Schnellkraft zu erreichen. Ähnlich wie beim altersabhängigen Abbau der körperlichen Leistungsfähigkeit erfolgt bei Trainingsunterbrechung eine kontinuierliche Verminderung in der Reihenfolge Schnelligkeit (Koordination), Kraft und Ausdauer (Abb. 7).

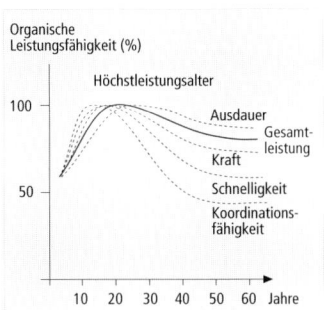

Abb. 7: Schematische Darstellung der Entwicklung der körperlichen Leistungsfähigkeit und ihrer Komponenten abhängig vom Lebensalter.

2

Kraft, Ausdauer und Schnelligkeit als wichtige Bestandteile der Motorik stellen die Hauptkomponenten der Kondition dar. Ihre Verbesserung als Ausdruck einer Ökonomisierung der Bewegungsfunktion führt zur Optimierung der motorischen Fähigkeiten. Sie existieren als Grundfähigkeiten nicht in Reinform und können auch nicht direkt gemessen werden, wohl aber ihre motorischen Erscheinungsformen. Diese unterscheiden sich sowohl quantitativ als auch qualitativ. In der therapeutischen Praxis ist es deshalb sinnvoll, die konditionellen Fähigkeiten in bezug auf ihr Anforderungsprofil zu interpretieren (Tab. 1).

Die konditionellen Fähigkeiten als Bestandteile der Motorik bilden die Voraussetzung für technische Fertigkeiten nach ökonomischen Bewegungsmustern, die unter Beteiligung von Kortexprozessen zustande kommen (motorischer Lernvorgang). Die enge Verknüpfung der Konditionsfaktoren manifestiert sich in den diversen „Mischformen". Weil diese primär energetisch determiniert und die Übergänge der entsprechenden Energiebereitstellungsformen fließend sind, scheint uns eine numerische Vorgabe von klar begrenzten Wiederholungszahlen für Übungen nicht sinnvoll. Erschwerend kommt hinzu, daß folgende Faktoren die Entscheidung über das therapeutische Trainingsziel beeinflussen: individueller Trainingszustand, genetische Voraussetzungen, mechanische äußere Bedingungen wie Hebelverhältnisse und Beweglichkeit sowie Anzahl der verfügbaren Bewegungsengramme (Gedächtnisspuren). Es obliegt dem erfahrenen Therapeuten, optimale Belastungsreize entsprechend den Voraussetzungen und Trainingszielen zu wählen.

Im Trainingsprogramm werden die „klassischen" Konditionsfaktoren therapeutisch modifiziert. Es werden auch motorische Vorstufen berücksichtigt, die in der Rehabilitation primär Anwendung finden. Auf feste Vorgaben von Serien- und Wiederholungszahlen haben wir in diesem Fall bewußt verzichtet.

Tab. 1: Einflußgrößen der motorischen Fähigkeiten.

Motorische Fähigkeiten werden in unterschiedlicher Ausprägung von Talent, genetischen, strukturellen, neurogenen und neuromuskulären Faktoren beeinflußt, die hier als „Grundlagen" bezeichnet sind. „Reizwirkungen" sind die trainingsbedingten funktionellen und strukturellen Anpassungsreaktionen der belasteten Strukturen.

Motorische Fähigkeiten	Grundlagen	Reizwirkungen
Maximalkraft	– Faserzusammensetzung	– intramuskuläre Koordination
	– Innervation: Impulsfrequenz/Amplitudengröße	– Hypertrophie (Muskelquerschnitt)
		– Kraftzuwachs
Kraftausdauer	– Maximalkraft	– anaerobe Ausdauerqualität
	– Glykolyse (anaerobe Kapazität)	– Glykogenspeicher
Schnellkraft	– Rekrutierung und Frequenzierung	– Herabsetzung der Erregbarkeitsschwelle
	– zentralnervöser Erregungs- und Hemmwechsel	– Muskelkontraktionsgeschwindigkeit
	– Reizleitungsgeschwindigkeit	– ATP-ase
Koordination	– Bewegungsantizipation	– intermuskuläre Koordination
	– Reflexinnervation	– Informationsaufnahme, -verarbeitung, Steuerung und Regelung
	– Vorinnervation	
Stabilisation	– Simultaninnervation von Agonisten und Antagonisten	– statische Maximalkraft/Kraftausdauer
		– Gelenkschutz
Beweglichkeit	– Bindegewebstypus	– Länge zwischen Ursprung/Ansatz
	– reflektorischer Tonus	– angulärer Bewegungsausschlag
	– reziproke Hemmfähigkeit	

2.2.1 Kraft

Physikalisch ist Kraft als das Produkt einer Masse und deren Beschleunigung definiert. Es handelt sich um eine „Gewichtskraft" im Wirkungsfeld der Gravitation und ist nicht mit der dafür notwendigen Muskelkraft identisch. Muskelkraft läßt sich ohne entsprechende Techniken nicht direkt messen. Hingegen kann aber die mechanische Auswirkung der entsprechenden Muskelkontraktion beurteilt werden.

Die funktionell entscheidende Muskelkraft ist das Resultat einer energetisch determinierten neuromuskulären Reaktion im kontraktilen Fibrillenapparat der Arbeitsmuskulatur. Diese Kraft ist mit dem inneren Drehmoment (Drehmoment der Kraft) identisch, welches an ein äußeres Drehmoment (Drehmoment der Last) bzw. an eine entsprechende Last gebunden ist. Dabei übertrifft die Muskelkraft gemäß dem Hebelgesetz die Gewichtskraft stets um ein Vielfaches. Unter diesem Aspekt wird auch verständlich, daß die konditionellen Fähigkeiten physiologisch nicht als völlig unterschiedliche Erscheinungsformen betrachtet werden können und dürfen. Sowohl Schnelligkeit als auch Kraft und Beweglichkeit stehen in einer gewissen Abhängigkeit zueinander. Weil es sich letztlich bei allen Fähigkeiten um die mechanische Auswirkung von Muskelkontraktionen handelt, liegt der Unterschied in ihrer zeitlichen Begrenzung, Arbeitsleistung und Bewegungsschnelligkeit (Winkelgeschwindigkeit und Bewegungsfrequenz). Diese zur Dosierung einer Trainingsbelastung maßgebenden Größen werden als *Trainingskomponenten* bezeichnet.

Die Kraft als Fähigkeit, eine Masse zu bewegen, einen Widerstand zu überwinden oder ihm entgegenzuwirken wird in die drei Erscheinungsformen Maximalkraft, Schnellkraft und Kraftausdauer eingeteilt. Aufgrund ihrer unterschiedlichen energetischen und informativen Prozeßabläufe erfordern diese jeweils spezifische Trainingsmethoden. Allerdings treten die einzelnen Kraftformen nie in ihrer Reinform auf, sondern immer in nuancierten Mischformen. Zwischen Maximalkraft und Schnellkraft ist eine enge Korrelation nachgewiesen, ebenso wie eine Korrelation zwischen Maximalkraft und Kraftausdauer. Die Maximalkraft muß daher als Basisgröße verstanden werden. Über eine Verbesserung der Maximalkraft lassen sich daher auch die Schnellkraft und Kraftausdauer verbessern, wobei der korrelative Zusammenhang mit Erhöhung der Trainingslast steigt.

Jeder Belastungsreiz setzt primär an der Muskelzelle an. Mit zunehmender Belastungsdauer und in Abhängigkeit der beanspruchten Muskelmasse wird sekundär das Herz-Kreislauf-System als Hilfsmechanismus reflektorisch eingeschaltet. Das Gesetz der biopositiven Anpassung gilt sowohl für das Krafttraining als auch für das Ausdauertraining.

2.2.2 Ausdauer

Die Ausdauer beschreibt die Fähigkeit des Körpers, der Ermüdung zu widerstehen. Von allgemeiner Muskelausdauer wird dann gesprochen, wenn mehr als $1/6$ der Gesamtmuskelmasse eines Individuums beansprucht wird. Im Gegensatz zum eigentlichen Krafttraining initiiert der Belastungsreiz beim Ausdauertraining einen Adaptionsprozeß im Muskelgewebe und schon frühzeitig im Herz-Kreislauf-System.

Bei der lokalen Muskelausdauer wird weniger als $1/6$ der Gesamtmuskelmasse belastet. Die Adaptionsprozesse des Herz-Kreislauf-Systems finden nicht in dem Ausmaß wie bei der allgemeinen Muskelausdauer statt. Der leistungslimitierende Faktor für ein lokales Ausdauertraining liegt in der Blutversorgung des Muskels selbst. Eine ungenügende Kapillarisierung oder ein teilweiser oder vollständiger Gefäßverschluß kann die Leistungsfähigkeit massiv reduzieren.

2.2.3 Beweglichkeit

Beweglichkeit ist die Fähigkeit, die verschiedenen Gelenke leicht und in vollem physiologischem Ausmaß zu bewegen. Sie wird in Winkelgraden gemessen. Aus mechanischer Sicht ist die Beweglichkeit für eine gelenkkonforme Verteilung der intraartikulären Druckbelastung und damit für die Diffusion des hyalinen Knorpels bedeutungsvoll. Bei erhöhter Beweglichkeit können Übungen mit großer Bewegungsamplitude kräftiger, schneller, leichter und fließender ausgeführt werden. Damit ist eine gute Beweglichkeit eine elementare Voraussetzung für eine qualitativ und quantitativ gute Bewegungsausführung.

Man unterscheidet eine allgemeine Beweglichkeit von einer speziellen Beweglichkeit. Bei der allgemeinen Beweglichkeit wird das anguläre Bewegungsausmaß der wichtigsten Gelenkverbindungen mit bekannten Normwerten verglichen. Die spezielle Beweglichkeit kann das physiologische Bewegungsausmaß erheblich überschreiten, ihr kommt in gewissen Sportarten eine leistungsbestimmende Rolle zu.

Von therapeutischer Bedeutung ist die Unterscheidung von aktiver und passiver Beweglichkeit. Die passive Form ist dabei stets größer als die aktive. Die Differenz wird als Bewegungsreserve bezeichnet. Sie kann Aufschluß über die potentielle Verbesserung der aktiven Beweglichkeit geben. Im Anschluß an beweglichkeitsfördernde Dehntechniken empfiehlt sich eine sofortige Aktivierung der Antagonisten in Form von statischer oder dynamischer Arbeit.

Gelenkigkeit, Dehnfähigkeitähigkeit und Elastizität beeinflussen die Beweglichkeit. Aufgrund des anatomischen Aufbaus eines Gelenkes sind die Anzahl der Freiheitsgrade und das anguläre Bewegungsausmaß festgelegt, durch individuelle Formabweichungen kann die Gelenkigkeit aber erheblich variieren. Die Dehnfähigkeit bezieht sich grundsätzlich auf die kontraktilen und parallel-elastischen Strukturen des Muskels. Während des Dehnvorganges werden die kollagenen Fasern passiv verlängert, was zu einer Straffung der Matrix führt. Dabei sind vor allem Fibrillen des inneren Strukturgitters der Muskelfaser für die Erzeugung des Dehnungswiderstandes verantwortlich. Die Bewegung kann im Bereich des Sarkomers durch einen stoffwechselabhängigen, nozizeptiven oder propriozeptiven Mechanismus eingeschränkt werden, dem sog. reaktiven Hypertonus. Dieser reaktive Hypertonus darf nicht mit dem reflektorisch bestimmten Muskeltonus bei neurologischen Erkrankungen verwechselt werden, da der reaktive Muskeltonus unabhängig von der elektrischen Aktivierung der Muskulatur entsteht.

Eine Abnahme der in Serie geschalteten Sarkomere ist bei einer strukturellen Muskelverkürzung zu beobachten. Dies geschieht nach langdauernden Zwangshaltungen im Alltag oder durch Haltungsveränderungen bei orthopädischen und neurologischen Erkrankungen.

Der bewegungslimitierende Elastizitätskoeffizient des kollagenen Bindegewebes, wie Perimysium, Endomysium, Sehnen und Kapsel-Band-Apparat, ist bei normotoner Muskulatur für den Dehnungswiderstand verantwortlich. Hierbei spielt der Reibungswiderstand der Aktin- und Myosinfilamente eine entscheidende Rolle. Für die Grundspannung des Muskels ist das Muskelmolekül Titin von Bedeutung, das wie ein „Bungee-Seil" funktioniert, so daß die elastische Spannung eines Muskels gegenüber äußeren Einflüssen stabil bleibt. Im Gegensatz zur Dehnfähigkeit ist die Elastizität nur bedingt verbesserbar.

Es wird häufig beschrieben, daß Krafttraining muskuläre Verkürzungen und einen erhöhten Muskeltonus hervorrufen soll. Durch neuere Untersuchungen konnte aber gezeigt werden, daß nach einem Krafttraining keine Erhöhung der Ruhespannungskurve während der Muskeldehnung auftritt. Im Gegenteil wird sich ein Krafttraining, das sich immer über den ganzen Bewegungsradius (full range of motion) erstreckt, als beweglichkeitsfördernd erweisen. Im Gegensatz dazu kann eine Überlastung der Muskulatur durch falsches Training oder Überbelastung durch monotone und stereotype Arbeitsbelastung entzündliche Prozesse v.a. im myotendinösen Übergangsbereich hervorrufen, welche dann mit verstärkter oder verminderter elektrischer Aktivierung des Muskels einhergehen und so das Beweglichkeitsverhalten maßgeblich beeinflussen können. Als eine primäre Ursache für Bewegungseinschränkungen gelten allgemein schmerzhafte Zustände des aktiven Bewegungsapparates. Schmerz ist primär nicht pathologisch, sondern als eine die Willkürmotorik beeinflussende Funktion zu verstehen. Jede Veränderung der Schmerzschwelle führt zu einer Veränderung der subjektiven Dehnfähigkeit. Im überlasteten Muskel können Schmerzen durch eine verminderte Sauerstoffsättigung entstehen, die durch Komprimierung seiner Blutgefäße zustande kommt. Diese läßt sich durch ein lokal aerobes Muskeltraining sehr rasch und günstig beeinflussen.

Maßnahmen zur Förderung der Beweglichkeit werden in den letzten Jahren zunehmend unter dem Begriff „Stretching" zusammengefaßt. Nach neuesten neuromuskulären Untersuchungen müssen drei Anwendungsmöglichkeiten des Stretching unterschieden werden: das Vordehnen, Nachdehnen und Stretch-Training. Alle Dehntechniken unterscheiden sich grundsätzlich voneinander und müssen deshalb spezifisch eingesetzt werden, damit das jeweilige trainingstherapeutische Ziel erreicht werden kann.

Das *Vordehnen* kann eine Vorbereitung auf eine bevorstehende körperliche Leistung sein. Diese Dehntechnik wird vorzugsweise für anschließende Kontraktionsformen des langsamen und schnellen Dehnungs-Verkürzungs-Zyklus eingesetzt. Sie kommt dann zur Anwendung, wenn ein Leistungsbezug hergestellt werden soll, d. h. jeder Muskel, der anschließend Arbeit leisten muß, wird vorgedehnt. Bei der Vordehnung wird keine Tonussenkung erwünscht, weshalb jede Dehnposition nur maximal 10 Sekunden eingenommen wird. Die Intensität ist dabei so hoch, daß ein sehr intensives Dehngefühl ausgelöst wird. Zur gewünschten Bahnung der propriozeptiven Prozesse kommt es durch eine aktiv-dynamisch-rhythmische Ausführung mit geringer Bewegungsamplitude an der physiologischen Bewegungsgrenze. Es versteht sich somit, daß hiermit keine ruckartigen und schmerzhaften Dehnungen gemeint sind. Diese aktive-dynamische Dehnform ist unseres Erachtens für einen sportlichen Einsatz vorzuziehen, sie macht den Muskel nicht länger, sondern dehn- und leistungsfähiger.

Das *Nachdehnen* hat sich primär auf die Pflichtbereiche M. pectoralis major, M. rectus femoris, M. trapezius, Hüftadduktoren und Mm. biceps femoris, semitendinosus und membranosus zu beziehen. Primäres Ziel dieser Dehntechnik ist die Rückgewinnung der Beweglichkeit durch Reduktion des nach großer oder langer Belastung entstandenen Verkürzungsrückstandes der Muskulatur. Passiv-statisches Dehnen sollte erst eine Stunde nach Ausdauerleistungen angewandt werden, da sonst durch die Kompression der Blutgefäße der Regenerationsprozeß gestört würde. Eine Dehndauer von 15–45 Sekunden wird in der Literatur als sinnvoll erachtet.

Nach langer muskulärer Belastung (Ausdauerbelastung) sollte zum Abkühlen des Körpers ein „cool down" (z. B. Auslaufen auf weicher Unterlage, barfuß) mit geringer Aktivität (Borg 8–10) erfolgen. Dehnen mit kleiner Bewegungsamplitude an der Bewegungsgrenze kann Bestandteil eines cool down sein.

Das *Stretch-Training* ist eine therapeutische Maßnahme zur Verbesserung der angulären Beweglichkeit durch kontinuierliche Dehnung des muskulotendinösen Systems und seines Nervensystems. In einer ersten Phase wird die Toleranz der neuromeningealen Strukturen erhöht. Hierbei werden die neuralen Strukturen über die optimale Gelenkstellung in eine maximale Dehnlage gebracht. An diese momentane, noch nicht anatomisch maximale Dehnlage wird ein sanftes, rhythmisches Federn appliziert. Das Dehngefühl unterscheidet sich für den Probanden deutlich vom eigentlichen Muskeldehngefühl, indem es entlang den Nervenbahnen spürbar ist. Erst danach können in einer zweiten Phase die parallel-elastischen Anteile des Muskels nachhaltig verlängert werden.

2.2.4 Koordination

Allgemein ist unter Koordination das optimale Zusammenwirken von Zentralnervensystem und Skelettmuskulatur innerhalb eines gezielten Bewegungsablaufes zu verstehen. Koordination setzt sich aus Fähigkeiten zusammen, mit denen motorische Aktionen in vorhersehbaren (Stereotyp) und unvorhersehbaren Situationen durch Anpassung ökonomisch beherrscht und Bewegungen schnell erlernt werden können (Tab. 2). Die neuromuskuläre Koordination zeigt sich im differenziert abgestimmten, intramuskulären und intermuskulärem Zusammenspiel agonistischer und synergistischer Muskelkontraktionen. Sie gewährleisten die zielgerechte Ausführung von Aktionen unter ökonomischer Kraftentfaltung. Die koordinativen Fähigkeiten basieren überwiegend auf:

- der motorischen Lernfähigkeit (motorisches Erlernen, kognitives Speichern und Abrufbereitschaft einer Bewegung),
- der Steuerungsfähigkeit (situative Beherrschung und Anpassung einer Bewegung mittels räumlicher Orientierung, kinästhetischer Differenzierung und Gleichgewicht)
- der Umstellungsfähigkeit (optimale Anpassung einer Bewegung an situative Veränderungen).

Tab. 2: Zuordnung von Merkmalen der Bewegungssteuerung zu koordinativen Fähigkeiten.

Merkmale der Bewegungssteuerung	Koordinative Fähigkeiten
Zweckmäßige motorische Reaktion auf ein bestimmtes äußeres Signal	Reaktionsfähigkeit
Anpassen oder Umstellen auf plötzlich auftretende Situationsveränderungen	Umstellungsfähigkeit
Positionsveränderung des gesamten Körpers (von Körperteilen) zu der ihn umgebenden Umwelt	Orientierungsfähigkeit
Zweckmäßgie Koordination von Teilkörperbewegungen oder von Einzelbewegungen	Koppelungsfähigkeit
Ausführung der Gesamt- und der Teilbewegungen mit hoher Präzision	Differenzierungsfähigkeit
Erhaltung des Gleichgewichts des sich bewegenden Körpers nach großräumigen bzw. schnellen Lageveränderungen sowie Wiedergewinnung des Gleichgewichts	Gleichgewichtsfähigkeit
Abstimmung der Bewegung auf einen bestimmten Rhythmus, der akustisch (Schrittgeräusche, Musik) oder auch visuell vorgegeben ist	Rhythmisierungsfähigkeit

Ein hoher Ausprägungsgrad dieser koordinativen Grundfähigkeiten setzt eine große Bewegungserfahrung voraus. Dazu gehören auch die Erhaltung des Gleichgewichtes, die Reaktionsfähigkeit sowie die Orientierung am eigenen Körper, im Raum und vom eigenen Körper aus (kinästhetische Wahrnehmung). Aufgrund dieser funktionellen Zusammenhänge wird verständlich, daß auch ein Rehabilitationstraining variantenreich und multifunktional sein muß. Im Mittelpunkt der Schulung von koordinativen Fähigkeiten steht somit das Erlernen neuer, vielseitiger Bewegungsfertigkeiten. Eine hochgradige Entwicklung der Geschicklichkeit wird allerdings nur mit ständiger Variation der Übungsinhalte erreicht. Ein Koordinationstraining beinhaltet eine große Anzahl von Bewegungsrepetitionen, die aber mit einer ökonomischen, niedrigen Belastung (Borg 8–10) ablaufen soll. Wird beim Koordinationstraining eine Muskelermüdung oder eine zentrale Ermüdung wahrgenommen, muß die Übungseinheit abgebrochen werden, da sonst das Muskel-Nervensystem überlastet und somit der Koordination geschadet wird. Dies gilt insbesondere auch für die Rehabilitation, wo koordinative Leistungen sehr oft durch Verletzung oder operative Eingriffe massiv herabgesetzt sind.

Koordinative Fähigkeiten sind schon im Kindesalter mit großem Vorteil trainierbar, wobei das ideale Lernalter zwischen neun und zwölf Jahren liegt.

2.2.5 Schnelligkeit

Schnelligkeit ist die Fähigkeit des neuromuskulären Systems, aufgrund kognitiver Prozesse und maximaler Willenskraft größtmögliche Reaktionsschnelligkeit und Bewegungsgeschwindigkeit in der zur Verfügung stehenden Zeit zu realisieren. Gerade in „Schnelligkeitsdisziplinen" wie Rückschlag- und Kampfsportarten erfordert die gewünschte Fähigkeit zur Schnelligkeit auch die Vielschichtigkeit von psycho-physischen Komponenten. Wegen des komplexen Zusammenspiels dieser verschiedenen Einflußgrößen kann Schnelligkeit nicht als elementare Konditionsgröße betrachtet werden. Sie tritt in der Alltags- und Sportmotorik praktisch nie als isolierte Eigenschaft auf. Ausnahmen sind Reaktions-, Aktions- und Frequenzschnelligkeit, die isoliert auftreten können, wenn keine hohen Krafteinsätze erforderlich sind.

Für Schnelligkeitsleistungen haben Bewegungstechnik und koordinative Fähigkeiten eine überragende Bedeutung. Schnelligkeit läßt sich nur mit spezifischen Übungen trainieren, welche Bewegungsdynamik, räumliche, zeitliche und energetische Komponenten enthalten. Maximal- und Schnellkraft wirken sich dabei ebenfalls positiv auf die Schnelligkeit aus, wobei diese drei Komponenten – Maximalkraft, Schnellkraft und Schnelligkeit – eine neuromuskulär determinierte „dynamische Einheit" bilden (Abb. 8).

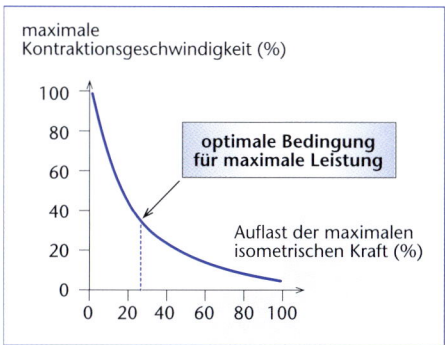

Abb. 8: Abhängigkeit der Kontraktionsgeschwindigkeit von der Widerstandsgröße. Die maximale Muskelleistung (Kraft x Geschwindigkeit) wird erzeugt, wenn die Bewegungsgeschwindigkeit und Last ca. 30 % des jeweiligen Maximums betragen.

2.2.6 Stabilisation

Obwohl der Begriff Stabilisation nicht den Konditionsfaktoren zugeordnet werden kann, kommt dieser Erscheinungsform muskulärer Aktivität eine besondere Bedeutung in der Rehabilitation zu. Unter Stabilisation versteht man einen muskulären Aktivitätszustand, der durch „Ruhe im Drehpunkt" gekennzeichnet ist. Er läßt daher keine meßbare Winkelveränderung im entsprechenden Gelenk oder Bewegungssegment zu, auch dann nicht, wenn äußere Drehmomentskräfte in einer potentiellen Bewegungsebene wirken. Dazu ist eine statische Kontraktionsform erforderlich, wobei sich die Intensität der isometrischen Anspannung bei variierenden äußeren Bedingungen verändern muß. Aus ökonomischer Sicht soll diese nur so groß sein, daß die beteiligten Gelenkpartner keine anguläre Bewegung ausführen und die Bereitschaft der Muskulatur zu den erwünschten potentiellen Bewegungskomponenten erhalten bleibt.

2.3 Belastungsnormativen

Belastungsnormativen sind definierte Parameter, mit welchen die therapeutische Belastung im Hinblick auf qualitative und quantitative Aspekte genau bestimmt werden kann. Die Normativen *Belastungsintensität, -dauer, -häufigkeit, -umfang, -dichte* und *Trainingshäufigkeit* sind die maßgebenden Größen, welche es dem Therapeuten erlauben, die äußere Belastung so zu dosieren, daß die gewünschte Adaption ausgelöst wird. Dabei beeinflussen sich die Belastungsnormativen gegenseitig. Wenn der Trainingsreiz eine bestimmte Intensität innerhalb eines bestimmten Belastungsumfanges erreicht, dürfen spezifische biopositive Anpassungen des Körpers erwartet werden.

2.3.1 Belastungsintensität

Die Belastungsintensität bestimmt die Größe des Reizes als Ausdruck des Anstrengungsempfindens bzw. des Einsatzgrades einer Übung. Im Bereich des Krafttrainings bestimmt die Belastungsintensität direkt die Kraftart, abhängig von der Dauer der Belastung. Beim Ausdauertraining definiert die Belastungsintensität in Form von Bewegungsfrequenz und Winkelgeschwindigkeit die Herzfrequenz und damit die stoffwechselgebundene Energiebereitstellung. Ohne meßbare Belastungsgrößen ist die Belastungsintensität nur schwer quantifizierbar und deshalb auch für die geforderte Progression der Belastung schlecht reproduzierbar. Es gilt also unter allen Umständen, die applizierten Widerstände in irgend einer Form zu normieren. Am Beispiel des Thera-Bandes muß darauf geachtet werden, daß die Distanz zwischen Fixationsstelle und Befestigung am entsprechenden Körperteil bekannt ist und durch Zentimeterangabe protokolliert wird.

2.3.2 Belastungsdauer

Unter Belastungsdauer wird die Zeit verstanden, während der aufeinanderfolgende Reize den Körper belasten, etwa in Form ununterbrochener Muskelkontraktionen (Wiederholungen). Die Belastungsdauer läßt sich mit einer entsprechenden Angabe von Sekunden oder Minuten genau quantifizieren. Weil sich Belastungsintensität und -dauer gegensinnig beeinflussen, läßt sich die Belastungsintensität gut über die Belastungsdauer steuern, wobei nach Erreichen der vorbestimmten Belastungsdauer eine vollständige lokale Ermüdung eintreten muß. Aus dem umgekehrt proportionalen Verhältnis ist abzuleiten, daß mit einer Belastungsdauer von 20 bzw. maximal 40 Sekunden bei submaximaler Belastungsintensität eine vollständige Ermüdung erreicht wird. Diese stellt im Sinne des anaeroben alaktaziden Kreatinphosphatstoffwechsels einen optimalen Stimulus für einen Muskelaufbau dar.

2.3.3 Belastungsdichte/Pausen

Die Belastungsdichte ist Ausdruck des zeitlichen Verhältnisses zwischen den Belastungs- und Erholungsphasen. Die Belastungsdichte ist dann hoch, wenn die einzelnen Belastungsserien in kurzer Abfolge durchgeführt werden.

Eine vollständige Pause erlaubt eine primär energetische Erholung durch Auffüllung der beanspruchten Energiespeicher. Nach einer unvollständigen oder „lohnenden" Pause ist das Ausgangsniveau noch nicht erreicht. Dies führt bei einem erneuten Trainingsreiz zu einer noch deutlicheren Ermüdung, zur sog. „kumulativen Ermüdung". Dieses Prinzip wird vorzugsweise beim Ausdauertraining angewendet, man spricht dann vom Intervalltraining.

Allgemein gilt, daß die Pausenlänge mit zunehmender Belastungsintensität steigt. Intramuskuläres Koordinationstraining, Reaktivkrafttraining oder ein Training der koordinativen Fähigkeiten benötigen lange Pausen. Die gewünschte Wirksamkeit der Übungen ist nur dann garantiert, wenn mit gleichbleibender Belastungsintensität die Bewegungsgeschwindigkeit und Bewegungsamplitude aufrechterhalten werden können. Aus diesem Grund ist eine nahezu vollständige Regeneration der beanspruchten Systeme, also eine *vollständige* Pause nötig.

Im Falle des Muskelaufbautrainings (Hypertrophie) wird eine kontinuierliche und vollständige Leerung des Kreatinphosphatspeichers angestrebt. Zur gewünschten Summation der Therapiereize kommt es durch *unvollständige* Pausen und in der Folge zu einer sukzessiven Abnahme des Speichervolumens.

Merke: Wenn ein Patient infolge Schmerzen innerhalb einer Serie nicht im gewünschten Maße ausbelastet werden kann und demzufolge nur eine geringe bis mittlere Ermüdung vorliegt, werden die Pausen verkürzt und die Anzahl der Serien erhöht. Die notwendige Ausbelastung erfolgt dann summativ.

2.3.4 Belastungshäufigkeit/Wiederholungen und Serien

Die Anzahl der Einzelreize pro Serie oder Therapieeinheit quantifizieren die Belastungshäufigkeit. Weil die enge Abhängigkeit von Belastungsintensität, -dauer und -dichte die Belastungshäufigkeit stark beeinflussen, kann diese durch die Multiplikation der Anzahl von Wiederholungen, Serien und Übungen weiter quantifiziert werden.

Zur unerwünschten Entkoppelung dieser trainingsphysiologischen Zusammenhänge kommt es, wenn beim Anwenden einer Krafttrainingsmethode keine genügende Ausbelastung erfolgt. Wird eine Kräftigungsübung willkürlich oder zufällig nach 10 oder 12 Wiederholungen abgebrochen, so hat sie bis zu diesem Zeitpunkt die nötige Ermüdung noch nicht ausgelöst.

Merke: Nach Möglichkeit werden bei jeder Serie so viele Wiederholungen ausgeführt, bis diese aufgrund der lokalen Ermüdung oder unsauberer Bewegungsausführung abgebrochen werden müssen. Belastungsdauer und Anzahl der Wiederholungen erlauben jetzt, für die gewählte Trainingsmethode die Belastungsnormativen Intensität, Dichte und Umfang genau festzulegen. Nur so ist der Trainingsreiz spezifisch genug, um die mit der gewählten Trainingsmethode angestrebte Veränderung herbeiführen zu können (vgl. Kap. 5.3, Tab. 5: Trainingsmethoden zum Maximalkrafttraining).

2.3.5 Belastungsumfang

Die Gesamtmenge an Belastungsreizen wird durch den Belastungsumfang quantifiziert. Der Belastungsumfang bezieht sich bei einem dynamischen Krafttraining auf die Zahl der Übungen, Serien, Wiederholungen und auf den Widerstand. Die notwendige Basis zur Steigerung der

Belastungsintensität wird durch eine Erhöhung des Belastungsumfanges geschaffen.

2.3.6 Trainingshäufigkeit

Mit der Anzahl der Therapieeinheiten pro Woche ist gleichzeitig auch das zeitliche Verhältnis zwischen Belastungs- und Erholungsphasen bestimmt. Durch Bestimmung der Therapiehäufigkeit wird v.a. der Aspekt der Leistungs- und Regenerationsfähigkeit des Trainierenden berücksichtigt. Mit zunehmend besserem Trainingszustand kann die Therapiehäufigkeit erhöht werden. Trainingsinhalte mit geringen Belastungsintensitäten erlauben eine höhere Trainingshäufigkeit als solche mit sehr großen Belastungsintensitäten.

Schlußfolgerungen:
- Mit Erhöhung des Leistungszustandes verkürzen sich die Regenerationszeiten, so daß umso häufiger für eine weitere Verbesserung trainiert werden kann und muß.
- Bei gleicher Belastungsintensität erfolgen Leistungsverbesserungen um so schneller, je häufiger trainiert wird.
- Gute Trainingseffekte werden durch Belastungen erreicht, welche eine optimale Ermüdung verursachen.
- Die Belastungsintensität ist dann nicht zu hoch, wenn nach deren Abbruch alltägliche körperliche und geistige Arbeiten uneingeschränkt möglich sind.
- Je schlechter die Ausbelastungsfähigkeit bei der spezifischen Kraftentwicklung ist, desto häufiger müssen Trainingseinheiten durchgeführt werden.

2.4 Dosierung der Belastung

Im Fitneßtraining und speziell in der Rehabilitation treten Situationen auf, bei denen eine maximale Belastung nicht möglich oder sogar kontraindiziert ist. Die Festlegung der Intensität oder der gewünschten Gewichtslast wird in diesem Falle mit Hilfe von submaximalen Lasten ermittelt. Hierzu bieten sich die Rehatrain-Testübungen, eventuell mit angepaßten Hebelverhältnissen oder Ausgangsstellungen und das Rehatrain-Übungsprogramm an. Dabei sollte folgendermaßen vorgegangen werden:

Eine Last die ca. 12 mal langsam im Sekundenrhythmus bewegt werden kann, entspricht einer Belastungsintensität von selten mehr als 70 % (Borg 15) und kann demnach zur Verbesserung des Muskelquerschnittes ohne Bedenken eingesetzt werden. Entsprechend geringer ist die Belastungsintensität, wenn 20 Wiederholungen möglich sind, nämlich 60 % (Borg 12). Unter der Voraussetzung erschöpfender Muskelaktivität würde mit dieser Intensität die Kraftausdauer gefördert. Die Korrelation von Wiederholungszahlen und Belastungsintensitäten von 80 % und mehr sind aus der Trainingspyramide in Abb. 9 ersichtlich.

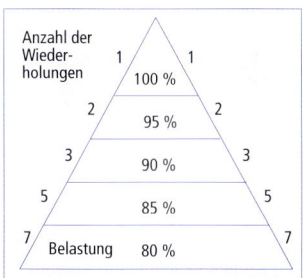

Abb. 9: Trainingspyramide – direkte Abhängigkeit von Wiederholungszahlen und der prozentualen Belastungsgröße.

Die im Fitneß- und Rehabilitationstraining angewandten Intensitäten sind meist zu niedrig. Mit der Wahl geringer Lasten und hoher Wiederholungszahlen zwecks vermeintlich gesundheitlich schonenderem Vorgehen wird die Chance einer effektiven Kräftigung vergeben.

Studien haben in diesem Zusammenhang gezeigt, daß bei Belastungen unter 50 % des isometrischen Maximums die Anpassungen im aeroben Bereich größer ausfallen (lokale Muskelausdauer) als die beabsichtigte Wirkung bei den Kraftparametern. Liegt die Belastung zwischen 50 % und 60 %, ergeben sich signifikante Adaptionen in der Kraftausdauer, d. h. in der anaeroben laktaziden Kapazität. Erst Belastungen über 60 % des isometrischen Maximums führen zu nennenswerten Veränderungen der motorischen Eigenschaft „Kraft".

Bei den isokinetischen Trainingssystemen entscheidet die vorgewählte Winkelgeschwindigkeit über die Belastungsintensität. 60°/sec entspricht etwa einer Last von 85 % des individuellen Maximums, während eine Last von 240°/sec etwa 50 % entspricht. Diese Aussage ist allerdings nur dann zur Trainingssteuerung brauchbar, wenn mit maximaler und daher schmerzfreier Kraft gearbeitet werden kann. Diese Annahme basiert auf der muskelphysiologischen Tatsache, daß mit zunehmender Bewegungsgeschwindigkeit die willkürlich generierbare Kraft abnimmt.

Dieses Phänomen kann in der Rehabilitation praktisch genutzt werden, indem bei möglicherweise schmerzhafter Druckproblematik eines Gelenkes, wie z. B. beim femoropatellären Schmerzsyndrom, mit erhöhter Bewegungsgeschwindigkeit die retropatelläre Reaktionskraft infolge physiologisch reduzierter Muskelkraft vermindert wird (vgl. Übungen S. 196, 197).

2.4.1 Borg-Skala

Die richtige Belastung für die momentane Belastbarkeit der verschiedenen Körperstrukturen kann einerseits gemessen werden (Puls, Kraft, usw.), sie wird aber auch durch unsere Sensorik auf verschiedenen Ebenen wahrgenommen. Durch eine zunehmende Belastung des Herz-Kreislauf-Systems wird die Herz- und somit auch die Atemfrequenz ansteigen. Die daraus resultierende Anstrengung wird je nach Belastung zwischen sehr, sehr leicht bis sehr, sehr schwer empfunden. Dieses Anstrengungsempfinden wird ebenfalls bei einer Kraftanstrengung wahrgenommen. Die Borg-Skala versucht mittels eines numerischen Systems, das Anstrengungsempfinden quantitativ auszudrücken. Die Skalierung reicht von 6 (keine Anstrengung) bis 20 (maximale Anstrengung) (Abb. 10).

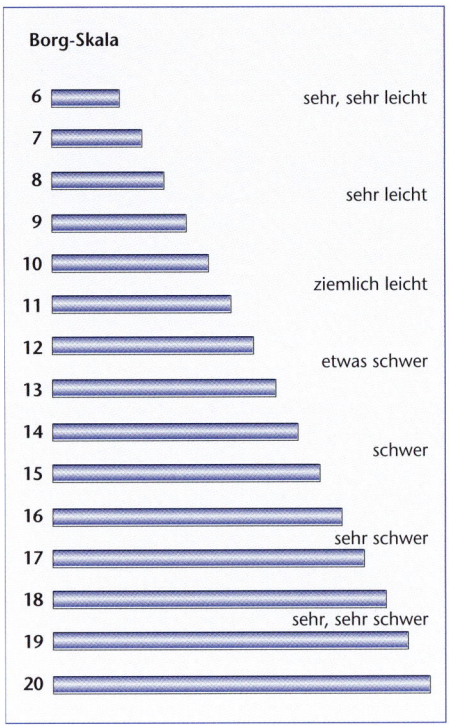

Abb. 10: Borg-Skala.

Bei einem großen Teil der Bevölkerung kann eine lineare Korrelation zwischen der Höhe des Anstrengungspulses und dem quantitativen Empfinden auf der Borg-Skala festgestellt werden.

Ein Puls von 100 Schlägen pro Minute beim langsamen Treppensteigen wird meist mit einem Anstrengungsempfinden von 10 (leicht) auf der Borg-Skala taxiert. Ein rascheres Treppensteigen wird bei 140 Pulsschlägen pro Minute mit einem Anstrengungsempfinden von 14 (schwer) taxiert.

Im Bereich des Ausdauertrainings wird dieses System der Selbsteinschätzung seit jeher von geübten Athleten zur Trainingssteuerung verwendet. Von ungeübten Hobbyläufern muß es erst erlernt werden. Die subjektive Wahrnehmung wird mit einem Pulsmeßgerät verglichen und so kontinuierlich geschult. Dies geschieht, indem man die tatsächliche Pulsfrequenz mit dem momentanen Anstrengungsempfinden und der Borg-Skala vergleicht.

Im Krafttrainingsbereich kann davon ausgegangen werden, daß ein lokal aerobes Ausdauertraining mit 15 % Belastung mit einem Anstrengungsempfinden von 8 (sehr, sehr leicht) auf der Borg-Skala wahrgenommen wird. Sind 20 Wiederholungen einer Übung möglich, so entspricht das einer Belastungsintensität von 60 % und etwa Borg 12, bei einer Belastungsintensität von 70 % (ca. 12 Wiederholungen) kann von Borg 15 ausgegangen werden. Ein anaerob-alaktazides Kraftausdauertraining mit 80 % Belastung wird mit einem Anstrengungsempfinden von Borg 17 als sehr, sehr schwer eingestuft.

2.5 Gestaltung der Trainingsreize

Die mit dem Training angestrebten physiologischen Anpassungen des Körpers sind von der Gestaltung der Trainingsreize abhängig. Der gewünschte Adaptionseffekt erfordert spezifische Reizgestaltung im Sinne des Maximalkraft-, Schnellkraft-, Kraftausdauer- oder Reaktivkrafttrainings.

Grundsätzlich können zwei Reaktionsebenen der Anpassung unterschieden werden:

Die neuronale Ebene:
Anpassungen unter diesem System sind die Rekrutierungsfähigkeit, Frequenzierungsfähigkeit, Abbau inhibitorischer Efferenzen, Reflexförderung (DVZ) und Koordination (intermuskuläres Zusammenspiel).

Die muskuläre Ebene:
Anpassungen unter diesem System sind die Vergrößerung des Muskelquerschnittes, die relative stoffwechseldeterminierte Umwandlung der Muskelfasern, die Veränderung der enzymatischen Ausstattung der Fasern und die Kapillarisierung des Muskels.

2.5.1 Maximalkrafttraining

Das Trainingsziel ist eine Verbesserung der Maximalkraft. Die Methoden sind gekennzeichnet durch hohe Serien- und Wiederholungszahlen gegen submaximale Widerstände (60–85 % des individuellen Maximums). Die Bewegungsausführung ist zügig bis langsam und die Pausendauer zwischen den Serien beträgt ca. 2 Minuten (vgl. Kap. 5.3, Tab. 5: Trainingsmethoden zum Maximalkrafttraining).

Merke: Innerhalb einer Trainingseinheit wird der lokale Erschöpfungszustand der beteiligten Muskulatur angestrebt. Es sei hier betont, daß dieses Erfordernis auch für das rehabilitative Muskelaufbautraining gilt.

Folgende Trainingsmethoden können zur Anwendung kommen:

1. Standardmethode I – Konstante Lasten
Mit einer konstanten Last von 80 % werden 3–5 Serien mit jeweils 8–10 Wiederholungen ausgeführt.

2. Standardmethode II – Progressiv ansteigende Lasten

Bei dieser Methode wird die Last progressiv gesteigert, die Anzahl der Wiederholungen nimmt dabei ab. Man spricht auch vom „Pyramidentraining".

1. Serie: 70 % Belastung/12 Wiederholungen
2. Serie: 80 % Belastung/10 Wiederholungen
3. Serie: 85 % Belastung/7 Wiederholungen
4. Serie: 90 % Belastung/5 Wiederholungen

Die Pausenlänge zwischen den Serien soll zwischen drei und fünf Minuten betragen.

Merke: Weil die letzten Wiederholungen häufig nicht mehr alleine ausgeführt werden können, ist die leichte Unterstützung durch einen Trainingspartner sinnvoll.

Die Standardmethode I kann in der Rehabilitation meist ohne Bedenken angewandt werden, während die Standardmethode II nur in der letzten Rehabilitationsphase, also beim Übergang zur vollen Sportbelastbarkeit Anwendung findet.

3. Maximalkraftausdauerextensive Methode

4. Maximalkraftintensive Methode

5. Isokinetische Methode

Diese Methode ist nur mit Trainingsgeräten durchführbar, welche einen isokinetischen Widerstand in Form einer definierten und kraftunabhängigen Bewegungsgeschwindigkeit (Grad/Sek. oder cm/Sek.) vorgeben.

6. Isometrische Methode

Die Haltekontraktion (isometrische Spannung) wird während 10–12 Sekunden mit größtmöglicher willkürlicher Anstrengung gehalten. Dabei werden 3–5 Serien mit einer Pausenlänge von drei Minuten durchgeführt.

Der isometrischen Trainingsmethode kommt in erster Linie rehabilitative Bedeutung zu. Sie findet dann Anwendung, wenn der Heilungsprozeß noch keine aktiven Bewegungen erlaubt.

Merke: Die Wirkungsweise der wiederholten submaximalen Kontraktionen beim Maximalkrafttraining führt nach einer Trainingsdauer von maximal 10–12 Wochen bei wöchentlich vier Trainingseinheiten primär zu einer Vergrößerung der Muskelmasse. Dabei kommt es zu einer deutlichen Erhöhung der Maximalkraft, es wird jedoch keine wesentliche Wirkung auf Start- und Explosivkraft erzielt.

2.5.2 Schnellkrafttraining

Die Methoden des Schnellkrafttrainings sind gekennzeichnet durch kurzzeitig explosiv ausgeführte Maximalkontraktionen gegen hohe Lasten von 90–100 % (vgl. Kap. 5.3, Tab. 6: Methoden zum Schnellkrafttraining). Da es sich um neural akzentuierte Trainingsmethoden handelt, muß das Training jeweils im ausgeruhten Zustand ausgeführt werden. Jede Kontraktion hat dabei mit maximaler Willensanstrengung zu erfolgen. Schnellkrafttraining wird erst nach intensiver Aufwärmarbeit durchgeführt!

Merke: Der Begriff „explosiv" steht für eine möglichst schnelle und maximale Willkürkontraktion. Aufgrund der hohen Last wird die Bewegung aber nur langsam ausgeführt werden können.

7. Quasimaximale konzentrische Methode (einseitige spitze Pyramide)

1. Serie: 90 % Belastung/3 Wiederholungen
2. Serie: 95 % Belastung/1 Wiederholung
3. Serie: 97 % Belastung/1 Wiederholung
4. Serie: 100 % Belastung/1 Wiederholung
5. Serie: 100 % plus Zusatzgewicht als Steigerungsversuch der Bestleistung (Maximalkraft, 1 Wiederholung)

8. Maximale konzentrische Kontraktion

9. Maximale isometrische Kontraktion

10. Maximale exzentrische Kontraktion

11. Konzentrisch-exzentrische Kontraktion

Alle Methoden der maximalen Krafteinsätze beim Schnellkrafttraining bewirken bei einer Trainingsdauer von 6–8 Wochen mit vier Trainingseinheiten pro Woche einen primär intramuskulären Effekt, d. h. eine neuromuskuläre Anpassung (Rekrutierung und Frequenzierung) ohne nennenswerten Hypertrophie-Effekt. Die Trainingseffekte beruhen also auf einer Erhöhung der Explosivkraft (steiler Kraftanstieg im Kraft-Zeit-Diagramm) durch bewußt vermehrte Aktivierung und damit effektivere Ausnutzung des vorhandenen Muskelpotentials.

Merke: Diese Methoden des Schnellkrafttrainings sind für den rehabilitativen Bereich nur bedingt anwendbar. Sie sind bestenfalls in der letzten Phase zur Erlangung der Sporttauglichkeit einzusetzen, wenn das rehabilitative Training auch zusehends vom sportartspezifischen Training abgelöst wird.

2.5.3 Kraftausdauertraining

Als Kraftausdauer wird die Widerstandsfähigkeit gegen Ermüdung bei lang andauernden Kraftleistungen bezeichnet. In Abhängigkeit der beanspruchten Muskelmasse und der geforderten Muskelkontraktionsform kann zwischen lokaler dynamischer und lokaler statischer sowie allgemein statischer Kraftausdauer unterschieden werden.

Das Trainingsziel ist eine Verbesserung der Kraftausdauer (KA), die auch durch Koordinationstraining, Reaktivkrafttraining (RK) und Training der aeroben Kapazität positiv beeinflußt wird. Trainingsmethoden zur Verbesserung der Kraftausdauer sind gekennzeichnet durch eine langsame Kontraktionsgeschwindigkeit bei einer Belastungsintensität von 50–60 % des individuellen Maximums. Damit vorwiegend anaeroblaktazide Anpassungen erfolgen, muß die Belastungsdauer ca. 2 Minuten betragen. Das ergibt Wiederholungszahlen zwischen 15 und 20 bei einer Serienzahl von 3–5 (Abb. 11). Die Pausenlänge liegt zwischen 30 und 45 Sekunden. Durch kurze Serienpausen ergibt sich ein ausgeprägter additiver Effekt.

Merke: Als Anpassung ist eine Zunahme der Muskelmasse der langsamen Muskelfasern, eine Vermehrung und Vergrößerung der Mitochodrien und eine Verbesserung der neuronalen Ermüdungsresistenz zu erwarten.

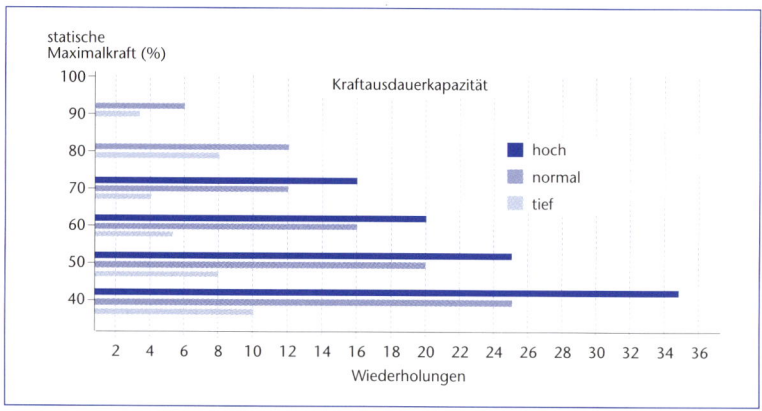

Abb. 11: Trainingsabhängiges Verhältnis zwischen prozentualer Maximalkraft, Leistung und Wiederholungszahl als Parameter für die Kraftausdauerkapazität.

2.5.4 Reaktivkrafttraining

Das Trainingsziel ist eine Verbesserung des Dehnungs-Verkürzungs-Zyklus (DVZ). Reaktivkrafttraining hat vor allem für die unteren Extremitäten eine wichtige Bedeutung. Durch den aufrechten Gang muß die schwerkraftbedingte, vertikale Stauchung in einen horizontalen, nach vorne gerichteten Bewegungsimpuls umgewandelt werden. Der DVZ unterstützt dabei in ökonomischer Weise den Abrollmechanismus der Füße; v.a. bei schneller Fortbewegungsart oder beim Treppensteigen kann sich dieser Kontraktionsmechanismus optimal entfalten. Als Trainingsformen kommen das ein- und beidbeinige Hüpfen sowie Sprungübungen zur Anwendung (vgl. Übungen auf den Seiten 190–195).

Das Reaktivkrafttraining wird zur Verbesserung der reaktiven Schnellkraft, der anaerob-alaktaziden Sprungkraftausdauer und der anaerob-laktaziden Sprungkraftausdauer angewandt. Die häufigsten Trainingsformen sind Tiefsprünge mit einem unmittelbar anschließend durchgeführten Hoch- oder Weitsprung (drop jump) (vgl. Übungen S. 193, 194).

Reaktives Schnellkrafttraining

Der zeitliche Abstand zwischen den Sprüngen darf nicht kürzer als 6 Sekunden sein und die Sprungzahl soll pro Serie 12–15 Sprünge nicht übersteigen. Die Fallhöhe kann individuell verschieden sein und ist dann optimal, wenn die Bodenkontaktzeit minimal ist.

Anaerob-alaktazides Sprungkraftausdauertraining

Der zeitliche Abstand zwischen den Sprüngen darf nicht kürzer als 4 Sekunden sein und die Sprungzahl soll pro Serie 30–40 Sprünge nicht übersteigen. Die Fallhöhe kann individuell verschieden sein, jedoch nicht über 40 cm.

Anaerob-laktazides Sprungkraftausdauertraining

Der zeitliche Abstand zwischen den Sprüngen darf nicht länger als 3 Sekunden sein und die Sprungdauer wird bis zur Erschöpfung ausgeführt. Sprunghöhe bzw. -weite sind deshalb nicht maximal, sondern betragen etwa 85 % des individuellen Maximums. Die Fallhöhe kann individuell verschieden sein, jedoch nicht über 32 cm.

Merke: Weil alle reaktiven Trainingsmethoden ausschließlich eine Anpassung des Nervensystems zum Ziel haben, dürfen diese nur in ausgeruhtem Zustand durchgeführt werden. Aus orthopädischen Überlegungen sollten keine Zusatzlasten verwendet werden. Schon relativ geringe Gewichte führen nachweislich zu einer inhibitorischen Reduktion der Innervation der Beinstreckmuskulatur, es kommt zu frühzeitiger Ermüdung und die Verletzungsanfälligkeit erhöht sich.

2.5.5 Regenerationsprozesse

Schon in der belastungsfreien Zeit innerhalb einer Trainingseinheit (TE) kommt es zu Regenerationsprozessen, welche aber nur sehr unvollständig erfolgen (vgl. Kap. 2.3.3). Erst in der Zeit zwischen Beendigung einer TE und der nächsten TE ist ein vollständiger Erholungsprozeß möglich (vgl. Kap. 2.3.6). In der Erholungsphase können katabole Anpassungsprozesse zur Erhöhung des Leistungsniveaus stattfinden. Je nach Belastungsreiz werden die verschiedensten metabolischen Substrate und neuromuskulären Strukturen beansprucht, welche unterschiedlichen Wiederaufbauzeiten unterliegen. Dadurch weisen die verschiedenen Belastungsarten auch unterschiedliche Regenerationszeiten auf. Jede Trainingsmethode ist also an einen spezifischen Energiebereitstellungsprozeß gebunden. Dabei korreliert das subjektive Belastungsgefühl, das mit Hilfe der Borg-Skala quantifiziert werden kann, mit einem spezifischen Energiebereitstellungsprozeß.

Die biologischen Parameter weisen zeitlich große Unterschiede in ihrem homöostatischen Verhalten auf:

- Adenosintriphosphat (ATP) und Kreatinphosphat (KP) werden innerhalb von Sekunden bis Minuten wieder resynthetisiert;
- Glykogen, Glykolyse-Enzyme, H_2O, $K+$, $Mg++$ benötigen für ihre Restitution 10 Minuten bis wenige Stunden;
- Enzyme, Mitochondrienproteine und kontraktile Proteine werden erst innerhalb von Stunden bis Tagen strukturell verändert eingelagert.

Merke: In Kenntnis dieser biochemischen Resynthesevorgänge muß bei jedem Trainingsziel in Anlehnung an die entsprechende Trainingsmethode entschieden werden, wann ein neuer Trainingsreiz zu erfolgen hat.

Trainingsmethoden zur Verbesserung der *Maximalkraft* (Muskelaufbautraining) erfordern submaximale Belastungen, welche bei 8–15 Wiederholungen nach spätestens 40 Sekunden das Gefühl praller, warmer aber erschöpfter Muskulatur vermitteln (Borg 14–16, dieses Anstrengungsempfinden darf erst am Ende der Belastung spürbar sein).

Laufende Regeneration	keine
Schnelle Regeneration	nach 2–3 Stunden
Unvollständige Regeneration	nach 12–18 Stunden
Vollständige Regeneration	nach 48–72 Stunden

Trainingsmethoden zur Verbesserung der *Kraftausdauer* erfordern Belastungen, welche mit zunehmender Ermüdung zu „brennenden" Muskelschmerzen führen. Bei einer Belastungsdauer von 45–90 Sekunden sind 20–60 Wiederholungen möglich (Borg 17–18, dieses Anstrengungsempfinden darf erst am Ende der Belastung spürbar sein).

Laufende Regeneration	keine
Schnelle Regeneration	nach 2–3 Stunden
Unvollständige Regeneration	nach 12–18 Stunden
Vollständige Regeneration	nach 36–48 Stunden

Trainingsmethoden zur Verbesserung der *intramuskulären Koordination*, *Schnellkraft* und *Reaktivkraft* erfordern maximale Belastungen, welche im Moment der Ausführung hohe Motivation und Konzentration erfordern (Borg 16–18, dieses Anstrengungsempfinden darf erst am Ende der Belasung spürbar sein). Trotz jeweils kurzer Belastungsdauer von < 10 Sekunden kommt es primär zu einer starken zentralnervösen Ermüdung.

Laufende Regeneration	erfolgt aufgrund der kurzen Belastungen und langen Pausen
Schnelle Regeneration (sehr unvollständig)	nach 2–3 Stunden
Unvollständige Regeneration	nach 18–24 Stunden
Vollständige Regeneration	nach 72–84 Stunden

3 Rehatrain in der muskulären Rehabilitation

3.1 Rehatrain

Rehatrain ist ein trainingstherapeutisches Übungskonzept, das eine differenzierte muskuläre Rehabilitation ermöglicht. Es ist aus dem Bedürfnis entstanden, den Stellenwert des Muskelkrafttrainings in der Physiotherapie zu betonen und Trainingsmöglichkeiten aufzuzeigen, mit denen einzelne Muskeln wie auch ganze Muskelketten unter Berücksichtigung der lokalen Gelenkmechanik und Bewegungsfunktionen sinnvoll gekräftigt werden können. Unsere Erfahrungen aus dem therapeutischen Alltag zeigen immer wieder ein Mißverhältnis zwischen Belastbarkeit des Bewegungsapparates nach einer abgeschlossenen Rehabilitation und der effektiven Belastbarkeit im Sport und im Berufsleben. Diese Diskrepanz führt allzuoft zu rezidivierenden Beschwerden oder zu erneuten Sportverletzungen.

Reflexartige Aktionen und äußere Einflüsse beanspruchen die passiven Strukturen des Bewegungsapparates. Dies trifft besonders auf azyklische Sportarten wie Ballspiele zu. Die neuromuskuläre Steuerung benötigt ein spezifisches Training. Daher ist es notwendig, mit Übungsanordnungen die koordinativen Eigenschaften speziell zu fördern. Dazu zählen die Fähigkeiten zur Rhythmisierung, Reaktion, Differenzierung, Umstellung und zum Gleichgewicht.

Wir gehen davon aus, daß eine Kräftigung nur wirkungsvoll durchgeführt werden kann, wenn das arthronale System als Steuerungsvoraussetzung der Muskulatur verstanden wird. Unter einem arthronalen System wird das Gelenk mit Gelenkkapsel, Ligamenten, Disci articulares und der umgebenden Muskulatur verstanden. Pathomechanische Gelenkzustände wie Klemmen des Gelenkspaltes, Inkongruenz der Gelenkflächen infolge Subluxation, Spannungszustände des Kapsel-Band-Apparates oder lokal überhöhter Gelenkdruck, aber auch Störungen aller anderen Strukturen (Meniskusdefekte, intraartikuläre Ödeme, Sehnenentzündungen usw.) beeinflussen den Muskeltonus. Erst wenn die mechanische Voraussetzung für ein unbehindertes Gelenkspiel gegeben ist, erlaubt die arthromuskuläre Kommunikation zwischen den Mechanorezeptoren, der Muskelspindel und der Sehnenspindel eine störungsfreie Innervation der bewegenden Muskulatur. Erst dann kann auch ein effektives Krafttraining der Muskulatur durchgeführt werden.

3.2 Eigenschaften des Thera-Bandes

Der Einsatz elastischer Trainingsbänder hat in verschiedenen Bereichen des Sports Einzug gehalten. Die feine Abstufung der Bandstärkeärke ermöglicht eine selektive und spezifische Belastung von Einzelmuskeln oder Muskelgruppen. Durch diese vielfältigen Anwendungsmöglichkeiten ist das Thera-Band ein einfaches und praktikables Trainingsmittel für jedermann, eignet sich aber genauso für ein leistungsbezogenes Krafttraining. Daraus ergeben sich für den analytisch und funktionell arbeitenden Physiotherapeuten oder Trainer eine Vielzahl von therapie- und trainingsspezifischen Übungsmöglichkeiten.

Das Thera-Band ist aus Naturlatex gefertigt und in verschiedenen Dehnstärken im Fachhandel erhältlich. Es wird in einer Breite von 15 cm in Rollen zu 5 oder 45 Metern Länge angeboten. Neu auf dem Markt ist das Rehatrain Fitness-Set (näheres s. Anhang). Das Thera-Band zeichnet sich durch ausgesprochen gute elastische Eigenschaften aus und garantiert einen linearen, leicht progressiven Widerstand.

Farbcodiert steht das Thera-Band in acht fein abgestuften Widerstandsstärken zur Verfügung. Die Benutzer können sich somit bezüglich des Dehnungsverhaltens der Bänder an den Farben orientieren:

beige	sehr leicht	blau	sehr stark
gelb	leicht	schwarz	sehr sehr stark
rot	mittel	silber	extra stark
grün	stark	gold	extra extra stark

Damit das elastische Dehnverhalten optimal genutzt werden kann, empfehlen wir das Arbeiten mit einer Bandlänge von 2 Metern. Diese Länge ermöglicht auch große Bewegungsausschläge, ohne die Elastizitätsgrenze des Thera-Bandes zu überschreiten (Abb.12). Nach den Ergebnissen einer wissenschaftlichen Studie an der Universität Augsburg kann das Thera-Band problemlos bis zu 500 % Dehnung angewendet werden. Diese 5fache Ausgangslänge des Thera-Bandes wird mit den in diesem Buch beschriebenen Übungen nicht erreicht, weil dies widerstandstechnisch keinen Sinn machen würde.

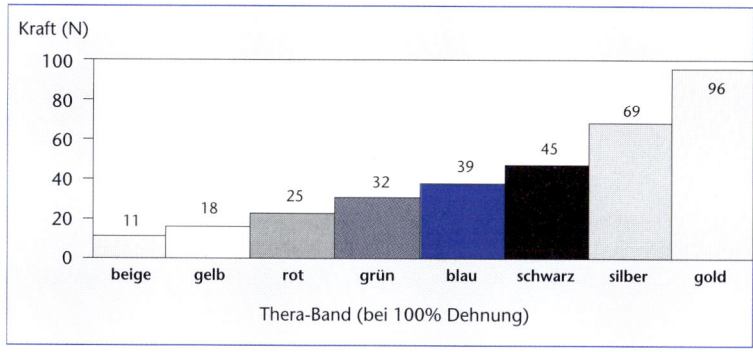

Abb. 12: Kraftwerte der gemessenen Thera-Bänder bei einer Dehnung von 100 %.

3.3 Hinweise zur praktischen Anwendung

Die selektive Belastung von Einzelmuskeln oder Muskelgruppen wird vor allem durch die Befestigung des Bandes auf einer entsprechenden Höhe garantiert. Die Selektivität basiert darauf, daß der passive Widerstand oder das äußere Drehmoment leicht in jedem beliebigen Winkel zur Zugrichtung des Muskels bzw. dessen Bewegungsachse angesetzt werden kann. Es ist aber auch möglich, stattdessen den Probanden im Raum so zu positionieren, daß die Zugrichtung den zu trainierenden Muskel optimal belastet, ohne die Bandfixation zu ändern. Bei großwinkligen Bewegungsausschlägen empfiehlt sich die Aufteilung der gesamten Bewegungsamplitude in zwei bis drei Segmente. Damit kann die Wirksamkeit des Bandzuges relativ konstant gehalten werden.

Da der Lastarm und damit das äußere Drehmoment am größten ist, wenn Thera-Band und Hebelarm einen Winkel von 90° bilden, sollte ein Winkel von 30° nicht unterschritten werden. Sonst ist der Abfall des Widerstandes derart groß, daß daraus kein trainingswirksamer Reiz mehr resultiert (Abb. 13).

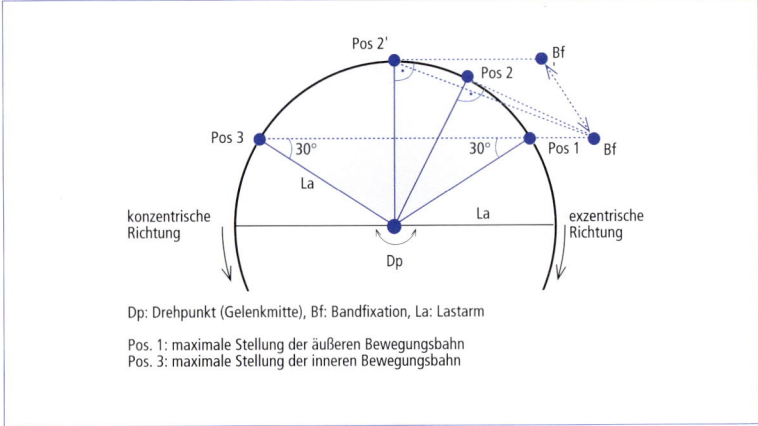

Dp: Drehpunkt (Gelenkmitte), Bf: Bandfixation, La: Lastarm
Pos. 1: maximale Stellung der äußeren Bewegungsbahn
Pos. 3: maximale Stellung der inneren Bewegungsbahn

Abb. 13: Die mechanische Beziehung zwischen Zugrichtung des Bandes und Momentarm. Das schraffierte Feld zeigt den Bereich trainingswirksamer Drehmomente („range of motion") an.

Die Auswahl für die Stärke des Thera-Bandes richtet sich u. a. nach der zu trainierenden Körperregion und dem momentanen Trainingszustand. Folgende Empfehlungen bezüglich Bandfarbe und Anwendungsgebiet können gegeben werden:

- blau und schwarz untere Extremitäten (blau für Frauen, schwarz für Männer)
- silber Training bei größeren Körpermassen und ballistischen Übungen

- rot und grün für den Bereich der Halswirbelsäule; für ältere Menschen (weniger Widerstand bedeutet hier mehr Bewegungsqualität)
- rot, grün und blau für die obere Extremitäten mit langen Hebelverhältnissen (um eine inadäquate Belastung zu vermeiden)

Zur Fixation des Bandes sollten synthetische Halte- und Fixationsschlaufen eingesetzt werden. Mit diesem Material läßt sich jeder Befestigungsknoten schnell anbringen und ebenso schnell wieder lösen, ohne daß das Thera-Band dabei beschädigt wird. Mit der Halteschlaufe, z. B. im Türrahmen eingeklemmt, kann das Thera-Band unkompliziert auf jeder Höhe befestigt werden (Abb. 14). Das Befestigen an kantigen Gegenständen, warmen Heizkörpern oder die direkte Sonneneinstrahlung beeinträchtigen die Beschaffenheit des Thera-Bandes. Das Thera-Band darf nicht durch scharfe Gegenstände (Fingernägel, Ringe oder Schuhsohlen) beschädigt werden. Vom Reinigen mit Wasser ist abzuraten, weil dadurch der schützende Talgpuderfilm abgewaschen wird und das Band verkleben kann. Ist es dennoch nötig, ein Thera-Band zu reinigen, sollte es zum Trocknen möglichst flach aufgehängt und danach eingepudert werden. Hierzu gibt man am besten etwas Babypuder und das Thera-Band in eine Plastiktüte und schüttelt diese.

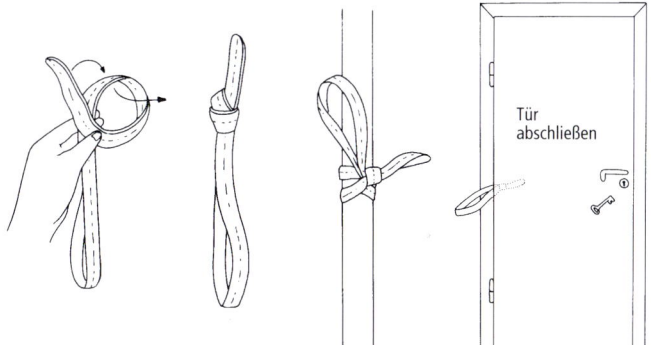

Abb. 14: Fixation der Halteschlaufe.

3.4 Vergleich Thera-Band – Kraftmaschine – freie Gewichte

Das vielfältige Angebot von Trainingsmitteln trägt häufig zur Verunsicherung der Anwender bei und erfordert von Anbieterseite das explizite Herausstreichen besonderer Vorteile der jeweiligen Produkte. Das Thera-Band soll hier mit den am häufigsten verwendeten Trainingsmitteln wie Kraftmaschinen und freien Gewichten verglichen werden. Jedes Trainingsmittel hat aufgrund seines spezifischen mechanischen Outputs Vor- und Nachteile in bezug auf die möglichen Trainingsziele. Es ist deshalb von großer Bedeutung, das gewünschte Trainingsziel zu formulieren und das passende Trainingsmittel auszuwählen, wobei nicht nur ein Trainingsmittel zur Anwendung kommen muß.

Alle drei Trainingsmittel – freie Gewichte, Kraftmaschine und Thera-Band – werden grundsätzlich zur Kräftigung eingesetzt, weil sie durch ihren Widerstand ein Drehmoment und somit eine aktive Kraft erzeugen. Die Qualität der jeweiligen Widerstände unterscheidet sich aber grundsätzlich.

Das *freie Gewicht* erzeugt entsprechend seiner Masse eine von der Schwerkraft geprägte, senkrecht nach unten gerichtete, konstante Kraft F, die je nach Gelenkstellung ein kleineres oder größeres Drehmoment entwickelt. Die Trainingswirksamkeit wird durch Heben des Gewichts gegen die Schwerkraft erzielt, was als positive- und beim Herunterlassen als negative Hubarbeit bezeichnet wird. Dabei spielt die Position des Gelenkes und der zu bewegenden Hebelarme im Raum eine wichtige Rolle. Die geleistete Arbeit der Muskulatur ist demzufolge das Produkt aus Kraft x Weg. Unberücksichtigt bleibt dabei die bewegungsspezifische Veränderung von Hebel- und Muskellänge.

Bei einer *Kraftmaschine* wird im allgemeinen ein externer Lastarm von variabler Länge um eine starre Drehachse bewegt. Hierbei ist besonders zu beachten, daß die anatomische Achse des bewegten Gelenkes eine direkte Verlängerung der mechanischen Achse der Maschine darstellt. Schon geringe Abweichungen führen zu unphysiologischen Scherkräften im betroffenen Gelenk.

Muskelphysiologisch ist bekannt, daß der sich verkürzende Muskel an Kraft verliert. Ausgehend von der Muskelruhelänge (Rl) nimmt die Kraft bis zu einer Vordehnung von ca. 120 % der Rl zu, die dann mit weiterer Verlängerung, wie sie bei dynamisch-exzentrischer Aktivität erfolgt, wieder deutlich abnimmt (Abb. 15). Beim Krafttraining mit einer konstanten Last kann also nicht über den gesamten Bewegungsweg eine optimale Spannung des Muskels aufrechterhalten werden.

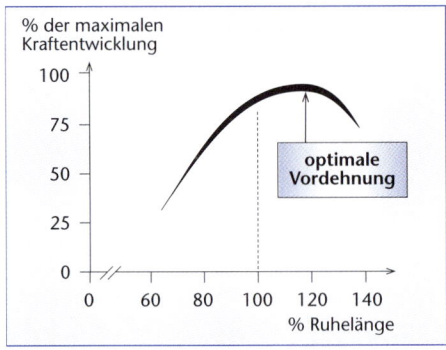

Abb. 15: Verhältnis zwischen Muskellänge und Kraftentwicklung

Im Einsatz der Hantel für eingelenkige Übungen wirkt sich dieses Phänomen so aus, daß der optimale Trainingsreiz nur in einem beschränkten Bewegungssektor (um die Ruhelänge herum) wirksam ist. Die angrenzenden Bewegungsbereiche werden je nach alltäglicher Belastunganforderung über- oder unterfordert. Bei mehrgelenkigen Übungen (z. B. Hantel-Kniebeuge) ist diese Tatsache weit weniger relevant, weil die Muskellänge im Sinne der „geschlossenen arthrokinematischen Kette" weitgehend konstant bleibt.

Das Thera-Band hat aufgrund seiner elastischen Eigenschaften die Fähigkeit, bei zunehmender Dehnung einen progressiven Widerstand aufzubauen. Dies scheint aufgrund der oben beschriebenen Kraft-Längenkurve ungünstig zu sein, das Erreichen von Gelenkendstellungen kann dadurch erschwert werden. Es ist daher unbedingt darauf zu achten, daß der Widerstand der stark abnehmenden Kraft angepaßt wird. Dies kann geschehen durch Begrenzung des Bewegungsausschlages auf den endgradigen Bewegungssektor, durch beschleunigte und explosive Bewegungsdynamik oder durch einen nachgebenden Widerstand. Im therapeutischen Gebrauch ist ein nachgebender Widerstand zu bevorzugen, während für ein selbständiges Trainieren (Heimprogramm) die Begrenzung des Bewegungsausschlages und eine beschleunigte Bewegungsdynamik zur Anwendung kommen.

Eine weitere muskelphysiologische Gesetzmäßigkeit ist der Kraftunterschied zwischen isotonisch-konzentrischer (dynamisch-positiver), isometrischer (statischer) und isotonisch-exzentrischer (dynamisch-negativer) Kontraktionsform. Wenn die isometrische Maximalkraft als 100 % angenommen wird, so ist die isotonisch-konzentrische Kraft aufgrund der intramuskulären Reibung beim sarkomeren Verkürzungsmechanismus auf ca. 80 % reduziert. Bei der exzentrischen Bewegung erlauben diese Reibungskräfte umgekehrt das Kontrollieren einer höheren Widerstandskraft, welche – unterstützt durch einen zusätzlich krafterzeugenden Dehnreflex – um ca. 120–140 % (in Abhängigkeit des Trainingszustandes) erhöht sein kann.

Um eine optimale Auslastung der Muskulatur zu erzielen, müßte beim dynamischen Krafttraining der Widerstand für die positive und negative Bewegungsphase variabel sein. Wenn das Trainingsgewicht aufgrund der gewünschten Wiederholungszahl mit X festgelegt wurde, dann müßte jeweils in der „Bremsphase" das Gewicht auf X + 20 % erhöht werden. Aus technischen Gründen ist dieser Wunsch bei Kraftmaschinen aber nicht realisierbar. In der trainingstherapeutischen Anwendung des Thera-Bandes läßt sich diese Anforderung leicht realisieren, indem der Therapeut vor Beginn der Negativphase den Widerstand durch stärkeren Zug am Band erhöht. Im Falle des Heimprogrammes wird der Trainierende den Widerstand entsprechend erhöhen, indem er sich vom Befestigungsort des Thera-Bandes etwas entfernt und damit die Bandspannung erhöht.

Eingelenkige Übungen zeichnen sich durch anguläre Bewegungen um eine starre Achse aus. Sie eignen sich vorzüglich für ein isoliertes Muskeltraining zur Verbesserung des Querschnittes (Hypertrophie) oder

der intramuskulären Koordination (Aktivierung motorischer Einheiten pro Zeiteinheit). Die Zielmuskulatur wird durch eine definierte Ausgangs- und Endstellung isoliert dem äußeren Widerstand ausgesetzt, der über einen sektoriellen Kreisbogen wirksam ist. Diese gleichsinnige Bewegung wird als „offene arthrokinematische Kette" bezeichnet. Definierte Körperpositionen und passive Fixationen machen eine aktive Stabilisation der benachbarten Gelenke weitgehend überflüssig. Mit dem Vorzug des isolierten Einzelmuskeltrainings büßen die Übungen aber ihren koordinativ-propriozeptiven Nutzen ein. Dies erklärt sich aus der Tatsache, daß mechanisch geführte, eingelenkige Bewegungen keine besondere Anforderung an die intermuskuläre Koordination stellen. Krafttraining ist aber nur dann sportart- oder alltagsspezifisch, wenn die Trainingsinhalte in Kontraktionsform und Bewegungsdynamik der Zielbewegung weitgehend entsprechen. Mehrgelenkige Übungen stellen dagegen hohe Anforderungen an die neuromuskuläre Koordination. Es handelt sich dabei immer um die progressive Aktivierung von funktionellen Muskelgruppen, die auch gegensinnige Bewegungen ermöglicht.

Beim Thera-Band existiert keine mechanisch vorgegebene Gelenkachse. Damit die gewählte Bewegung dennoch ihre spezifische Reizwirkung entfalten kann, muß der kritische Drehpunkt durch Gegenbewegungen oder aktive Widerlagerung stabilisiert werden. Dies erfordert einen synchronisierten Mehreinsatz von synergistischer und antagonistischer Aktivität, wobei man bewußt die Bewegung des Körpers als Qualität der Tiefensensibilität empfindet. Durch die freie Wahl der Zugrichtung sind alle Aktionen unabhängig von Bewegungsebene und räumlicher Einstellung der Gelenkachse. Dadurch können die gerätetypischen kreisbogenförmigen Bewegungen durch geradlinige bzw. dreidimensionale ergänzt werden. Erst mit dieser zusätzlichen Option ist jede gewünschte Kombination von Einzelbewegungen möglich, welche besonders in der Frühphase der muskulären Rehabilitation wichtig sein kann.

4 Praktische Aspekte des Muskeltrainings

Aufgrund der vielfältigen Funktionen der Muskeln im Alltag und Sport ist die Verbesserung eines einzelnen unspezifischen Konditionsfaktors als Trainingsziel nicht ausreichend. Aus diesem Grund kann eine Übung in bezug auf das funktionale Defizit mehrere Trainingsziele beinhalten. Die konditionellen Einflüsse von Schnelligkeit, Kraft, Ausdauer und koordinativen Fähigkeiten stellen die Eckpfeiler der Motorik dar und sind sowohl energetisch als auch neuromuskulär in unterschiedlicher Ausprägung miteinander gekoppelt. In Abhängigkeit der Belastungsdauer und -intensität bestimmen die Reizparameter das leistungslimitierende Organ- und/oder Steuerungssystem. Dem energetisch determinierten Anteil sind die quantitativen Parameter Belastungsdauer, Belastungsumfang und Trainingshäufigkeit zuzuordnen, die qualitativen Parameter Belastungsintensität und Belastungsdichte dem informationsorientierten Anteil (Abb. 17). Eine solche Differenzierung zwingt einerseits zu einer entsprechenden Funktionsanalyse und ermöglicht andererseits eine trainingsphysiologisch spezifische Reizapplikation.

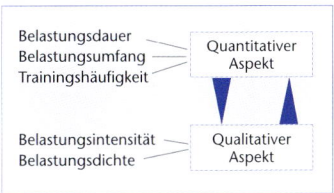

Abb. 16: Therapeutische Einteilung der Reizparameter.

Beim muskulären Training gilt allgemein, die Differenz zwischen einem angestrebten Trainingsziel (Soll-Wert) und dem aktuellen Trainingszustand (Ist-Wert) zu verringern oder sogar aufzuheben. Der gewünschte Trainingseffekt basiert auf der Fähigkeit des Organismus, sich Belastungsreizen anzupassen. Dabei ist eine Störung der Homöostase – subjektiv als Ermüdung empfunden und objektiv als Abnahme der momentanen Leistung zu erkennen – notwendig. Diese Ermüdung ist der Stimulus für einen regenerativ-adaptiven Mehrausgleich im Sinne der Überkompensation. Der gewünschte Trainingseffekt ist nur dann zu erwarten, wenn der Belastungsreiz so groß war, daß es zu einem erheblichen Abfall der Energiereserven durch den Verbrauch von Muskel- bzw. Leberglykogen kommt.

Ein morphologisches Gesetz besagt weiter, daß schwache Reize anregend im Sinne einer Verbesserung der intermuskulären Koordination (Bewegungsökonomie) wirken. Strukturelle Gewebsveränderungen dürfen dabei nicht erwartet werden. Starke Reize (hohe Muskelspannungen, hohe Bewegungsgeschwindigkeit oder Dauerbelastung) lösen hingegen morphologisch-strukturelle Anpassungsvorgänge im beanspruchten Gewebe und dessen Zellorganellen aus. Die praktische Konsequenz für den Therapeuten: Auch sogenannte therapeutische Übungen sind nur dann wirksam, wenn sie zu einer deutlichen lokalen Ermüdung führen.

4.1 Trainingsgestaltung in der Rehabilitation

Ärztliche Diagnose, aktuelles Beschwerdebild des Patienten, klinische Untersuchungen und die Analyse möglicher pathomechanischer Zustände sind für die Art und den Zeitpunkt eines gezielten Muskeltrainings mit dem Thera-Band entscheidend. Testübungen ermöglichen die Lokalisation und Interpretation vorhandener Schwachstellen innerhalb der regionalen Funktionseinheiten. Je nach auffälligem Bewegungsmuster können entsprechende Übungen zusammengestellt werden.

Nach der Identifikation der problembezogenen Muskulatur wird die Wahl der Kraftart und des angulären Bewegungsausmaßes getroffen. Oftmals ist es sinnvoll, die Muskulatur nur endgradig zu trainieren. Soll z. B. die maximale Kontraktionsfähigkeit verbessert werden, empfiehlt sich eine Begrenzung des Bewegungsausmaßes auf die Kontraktionsendstellung; für die Verbesserung der Dehnfähigkeit in Abhängigkeit der inhibitorischen Steuerung ist eine Begrenzung des Bewegungssektors auf die Dehnendstellung zu wählen.

Die dynamisch-langsame Methode stellt die in der muskulären Rehabilitation am häufigsten verwendete Trainingsart dar. Man spricht hier vom aufbauenden Krafttraining, das Kraftausdauer und Muskelquerschnitt in gleicher Weise berücksichtigen muß. Die Vergrößerung des Muskelquerschnitts ist zu erreichen, wenn die Belastungsintensität 60 – 80% der hypothetischen Maximalkraft beträgt. Die lokale Muskelerschöpfung nach 10–15 Wiederholungen und einer Belastungsdauer zwischen 32 und 48 Sekunden stellt einen adäquaten Belastungsreiz dar. Bei einer Belastungsintensität von 40–60% der hypothetischen Maximalkraft kann eine Verbesserung der Kraftausdauerfähigkeit erreicht werden. Als Belastungsreiz gelten hier 15–30 Wiederholungen und eine Belastungsdauer zwischen 36 und 60 Sekunden, die zur lokalen Muskelerschöpfung führen.

4.2 Einstufung der Belastungsreize auf den Muskel

Gemäß der genetischen Verteilung von „fast-twitch fibers" (weiße Fasern, Typ II) und „slow-twitch fibers" (rote Fasern, Typ I) besteht eine individuelle Leistungsprädisposition für ausdauer- oder kraftbetonte Belastungsqualitäten. Da Maximalkraft die Fähigkeit des Muskels ist, höchstmögliche Spannung gegen einen äußeren Widerstand zu dessen dynamischer Überwindung aufzubauen, hat die phasische Muskulatur (Fasertyp II) primär den höchsten Wirkungsgrad. Die überwiegend tonische Muskulatur (Fasertyp I) wird vorzugsweise bei länger andauernder, aber weniger intensiver Kraftleistung beansprucht. Nahezu jede Willkürkontraktion des Muskels rekrutiert zunehmend dessen langsame motorische Einheiten. Mit steigender Kraftbeanspruchung werden auch schnelle motorische Einheiten aktiviert. Im Gegensatz zu untrainierten Personen zeichnen sich krafttrainierte dadurch aus, daß Willkürkontraktionen zu einer prozentual wesentlich höheren Faserrekrutierung führen. Zuckende Kontraktionen, reaktive Bewegungen und motorische Reflexe aktivieren simultan beide Fasertypen. Wegen der größeren Faserzahl pro motorischer Einheit und der schnelleren Kontraktionsgeschwindigkeit überwiegen Typ-II-Fasern bei der Kraftentwicklung. Bei leichter Haltearbeit wechseln sich beide motorische Einheiten in ihrem zeitlichen Einsatz ab.

Alle konditionellen Faktoren stellen eine dynamische Manifestationsform des neuromuskulären Gesamtsystems auf einen bestimmten Belastungsreiz hin dar. Uniforme Belastungsreize oder gleichbleibende Trainingsbelastungen werden wegen der funktionellen und strukturellen Anpassung des neuromuskulären Systems zunehmend unterschwellig. Verläßliche Anzeichen eines adäquaten Belastungsreizes ist das subjektive Ermüdungsempfinden und der deutliche Abfall der momentanen Leistungsfähigkeit. Bei einer Erhöhung des Leistungsniveaus werden verschiedene Anpassungsstufen durchlaufen. Der Ausprägungsgrad der motorischen Fähigkeiten mit ihren spezifischen Anforderungen an organisch-strukturelle Voraussetzungen kann durch Verbesserung der spezifischen Reizwirkung deutlich erhöht werden.

4.3 Test – Treat – Train – Re-Test (T.T.T.T)

Das Verfahren Test – Treat – Train – Re-Test ist wesentlicher Bestandteil des Rehatrain-Konzeptes:

„Test" als Problemanalyse und Ermittlung des Ist-Zustandes durch Anamnese, Inspektion, Palpation (Provokation). Bewegungs- und Belastungsprüfungen erfolgen mittels der Rehatrain-Testübungen.

„Treat" bezeichnet eine Probebehandlung (Gelenkmobilisation, Manipulation, Gelenkreharmonisation und -zentrierung, Triggerpunktbehandlung, Muskeldehnung, Innervationsschulung bzw. Bewegungsbahnung).

„Train" ist die Stimulation der insuffizienten Muskelfunktion, der intramuskulären Koordination, der arthromuskulären Kommunikation und Mobilisation der homöostatischen Schwelle.

„Re-Test" als Therapiekontrolle und Istwert-Sollwert-Vergleich (kann auch zwischendurch ausgeführt werden).

Das Vorgehen nach diesem Rehatrain-Konzept erleichtert den raschen therapeutischen Zugang, begünstigt ein strukturiertes Vorgehen und hilft bei der Objektivierung des Therapieresultates. In der Behandlung von degenerativen oder akuten Bewegungsstörungen am Bewegungsapparat hat sich diese Behandlungsmethode bewährt, da sie immer mit der Überprüfung der einmal gewählten Behandlungsstrategie einhergeht. Auf diese Weise läßt sich ein ineffizientes Trainings- oder Behandlungskonzept vorzeitig erkennen, weil man zwingend auf die noch vorhandenen Mängel stößt und diese beheben kann.

- Zunächst wird anamnestisch und klinisch nach möglichen Kontraindikationen für die Testübung gesucht, um nicht durch die Testübung zusätzliche Schmerzreaktionen zu provozieren.
- Danach erfolgt die Auswahl der relevanten Rehatrain-Testübung zur betroffenen Körperregion, um die Bewegung einerseits aus quantitativer Sicht (Anzahl der Wiederholungen = Leistungsvermögen) und andererseits aus qualitativer Sicht (Bewegungsausführung, Schmerz und Dysfunktion) beurteilen zu können.
- Nach klinisch-funktioneller Interpretation der durchgeführten Testübung mit Normwertvergleich wird versucht, die anatomische Struktur und mechanische Ursache für das funktionelle Defizit mittels Palpation (Provokation) und Gelenkuntersuchung zu ermitteln.
- Falls eine artikuläre Bewegungsstörung vorliegt, sollte diese möglichst durch manuelle Mobilisations- und Reharmonisationstechniken günstig beeinflußt oder behoben werden.
- Zur aktiven Stabilisation des Gelenkes müssen anschließend die geeigneten Rehatrain-Übungen gewählt werden. Die Dosierung richtet sich nach den Prinzipien der erwähnten Trainingsmethoden, wobei der Patient genau zu instruieren ist. Auf eine schmerzfreie Ausführung ist unbedingt zu achten.
- Selbstverständlich können in die Übungspläne alle zur Verfügung stehenden Behandlungstechniken eingebaut werden.
- In der nächsten Therapieeinheit wird wieder gleich vorgegangen. Im Gespräch mit dem Patienten muß aufgrund seiner Beobachtungen und Erfahrungen eruiert werden, welche Anpassungen evtl. nötig sind.
- Ist der Patient dann auf dem richtigen Weg, können die Therapietermine weiter auseinander liegen, da das Trainings-Heimprogramm erst seine Wirkung auf die neuromuskulären Strukturen erbringen muß. Kann der Patient aber seinen Trainingsplan aus irgendwelchen Gründe nicht einhalten, sollte er früher mit dem Therapeuten in Kontakt treten.
- Die Anpassungen der Trainingspläne müssen periodisch überprüft und angepaßt werden.
- Ist das Therapieziel erreicht, erfolgt eine manuelle Abschlußuntersuchung und ein Muskelfunktionstest. Eine Beratung für die Sekundärprävention bildet den Abschluß eines Behandlungsplanes.

4.4 Allgemeine Trainingshinweise

- Führen Sie pro Training maximal acht Übungen aus.
- Trainieren Sie zwei bis dreimal pro Woche und machen Sie immer mindestens einen Tag Pause als Regenerationszeit.
- Wählen Sie die Thera-Band-Stärke, die bei entsprechender Vorspannung nicht weniger, aber auch nicht mehr Wiederholungen als vorgegeben erlaubt.
- Vermeiden Sie jegliche Kompensation durch Winden, Drehen oder Mitschwingen des Körpers.
- Konzentrieren Sie das Belastungsempfinden möglichst auf die zu trainierende Muskulatur.
- Für die dynamisch-langsame Methode soll die positive Bewegungsphase mindestens zwei Sekunden, die negative etwa vier Sekunden dauern.
- Versuchen Sie, die Bewegungen eher langsamer als schneller zu machen.
- Vermeiden Sie eine unnötige Anspannung jener Muskeln, die nicht in die Bewegung einbezogen sind; achten Sie besonders auf Gesicht und Nacken.
- Versuchen Sie auch während der Anstrengung, das Atmen nicht zu unterbinden (dem Sauerstoffbedarf entsprechend atmen). Atemrhythmus und Bewegungsrhythmus müssen nicht zwangsläufig übereinstimmen.
- Erhöhen Sie den Widerstand nicht zu Lasten einer korrekten Bewegungsausführung.
- Messen Sie zur Kontrolle die Distanz zwischen Fixationsstelle und Griffpunkt Ihrer Hand (so ist eine Leistungskontrolle möglich).
- Beachten Sie, daß Sie beim Hypertrophie- und Kraftausdauertraining 2–4 Tage Regenerationszeit benötigen.

5 Anleitung zur Wahl der Trainingsmethoden und Belastungsintensitäten

5.1 Rehatrain Kraft-Tests

Die Rehatrain Kraft-Tests sind ausgesuchte *Testübungen*, die nur mit dem eigenen Körpergewicht ausgeführt werden sollen. Mittels dieser Übungen kann die volle Funktion eines Gelenkes sowie die muskuläre Leistungsfähigkeit der beteiligten Muskeln überprüft werden. Die Ausgangsstellungen sind so gewählt, daß die größtmögliche Wirkung der Schwerkraft gegeben ist und Gelenke und Muskelgruppen möglichst isoliert getestet werden können.

Nach anamnestischem und klinischem Ausschluß von Kontraindikationen sind die Übungen wie folgt auszuführen:

Die Testübung erfolgt flüssig in einem langsamen Bewegungsrhythmus und ohne Pause bei der Umkehr der Bewegung. Treten bei der Übung Schmerzen auf oder wird diese nicht mehr korrekt ausgeführt, muß der Test abgebrochen werden. Beim Test wird nicht nur der quantitative, sondern auch den qualitative Aspekt beurteilt, indem auch die Bewegungsausführung beachtet wird. Ein geübtes Auge kann während der Bewegungsausführung z. B. blockierte Segmente an der Wirbelsäule, nicht muskulär stabilisierte Wirbelsäulenabschnitte oder einen unkoordinierten skapulo-humeralen Rhythmus an der Schulter erkennen.

Aufgrund der erreichten Wiederholungszahl, die mit den Normzahlen verglichen werden kann, läßt sich auf eine eventuell vorhandene muskuläre Insuffizienz schließen. Die erreichte Wiederholungszahl wird auf dem Testblatt eingetragen, regionale Muskeldefizite können somit erkannt und dokumentiert werden. Es empfiehlt sich, den Test in regelmäßigen Abständen durchzuführen, um die Wirkung, die mit dem Trainingsprogramm erzielt wurde, zu überprüfen. Wir empfehlen nicht mehr als 3 Testübungen in einer Therapieeinheit durchzuführen, da die muskulären Kapazitäten regional sehr rasch erschöpft sind. Die Re-Tests sollten möglichst exakt reproduziert werden, da sonst die Aussagekraft des Testvergleichs vermindert ist. Dazu sind Tageszeit, vorhergehende sportliche Aktivität, Einnahme von Mahlzeiten u. a. zu berücksichtigen.

5.2 Anwendung der Borg-Skala im Krafttraining

1. Zunächst muß das Trainingsziel bestimmt werden, z. B. Verbesserung der lokalen aeroben Ausdauer. Daraufhin ist dann der zur Trainingsmethode zugehörige Wert der Borg-Skala zu suchen, mit dem das entsprechende Belastungsempfinden (z. B. Borg 8–10) angegeben wird (vgl. Kap. 5.3, Tab. 3: Stufen der Belastungsintensität).

2. Das Gewicht oder der Widerstand ist so zu wählen, daß nach den ersten drei Wiederholungen ein Anstrengungsempfinden von z. B. Borg 10 (ziemlich leicht) wahrgenommen wird. Entspricht das Empfinden nicht dem vorher gewählten Zahlenbereich, muß der Widerstand erhöht oder verringert werden, bis Gewicht oder Widerstand dem subjektiven Belastungsempfinden entspricht, welches für die Trainingsmethode relevant ist.

   Ist der gewählte Widerstand zu groß, um die vorgegebenen Wiederholungszahlen zu erreichen (vgl. Kap. 5.3, Tab. 4: Anwendungsbereich der Krafttrainingsmethoden, Tab. 5: Trainingsmethoden zum Maximalkrafttraining, Tab. 6: Methoden zum Schnellkrafttraining), wird für die zweite Serie ein niedrigeres Gewicht gewählt.

Weil jedes Trainingsziel von einer spezifischen Belastungsintensität bzw. Belastungsdauer abhängt, eignet sich die Borg-Skala auch für kraftbetontes Rehabilitationstraining. Die richtige Einschätzung der Belastungsempfindung ist meist zuverlässiger als die weniger aussagekräftige Angabe der Wiederholungszahl.

Nach dem Formulieren eines Trainingsziels wird eine entsprechende Trainingsmethode ausgewählt. Unter der Voraussetzung uneingeschränkter Belastbarkeit müssen die Belastungsnormativen bestimmt und möglichst genau eingehalten werden. Die Ermittlung der Belastungsintensität ist dabei die wirkungsbestimmende Größe. Dazu ist ein Thera-Band auszuwählen, dessen Farbe dem zu erwartenden Kraftniveau des Patienten am besten entspricht. Daraufhin gilt es, in Abhängigkeit des Bewegungsausmaßes (Distanz von der Ausgangsstellung in die Endstellung) einen Abstand zwischen der Fixationsstelle des Bandes und der Befestigungs- oder Griffstelle des Patienten zu wählen und durch Zentimeterangabe festzulegen.

Die gewünschte Übung ist so oft zu wiederholen, bis es zum Übungsabbruch infolge Ermüdung und Kraftverlust kommt. Die erreichte Zahl von Wiederholungen erlaubt es, anhand von Tab. 4: Anwendungsbereich der Krafttrainingsmethoden, die Belastungsintensität zu bestimmen. Die erreichte Wiederholungszahl wird mit der im Trainingsziel maximal geforderten Wiederholungszahl verglichen und der Bandwiderstand entsprechend angepaßt. Bei „zu vielen" Wiederholungen ist das Band kürzer zu fassen oder die nächst höhere Bandstärke zu wählen, im Falle von „zu wenig" Wiederholungen wird umgekehrt verfahren.

Die Bewegungsgeschwindigkeit ist trainingsphysiologisch von untergeordneter Bedeutung, ebenso die effektive Anzahl der Wiederholungen. Viel bedeutender für eine spezifische Trainingswirkung ist die Einhaltung der Belastungsdauer. Das wichtigste ist dabei das Erreichen der muskulären Erschöpfung innerhalb der definierten Belastungsdauer. Sollte aufgrund verminderter Belastbarkeit oder Schmerzen eine maximale Ausbelastung nicht möglich sein, so besteht die Möglichkeit zur summativen Ermüdung durch Verkürzung der Pausen und Erhöhung der Serien.

5.3 Auswahl der Trainingsmethoden und Belastungsintensitäten

Tab. 3: Stufen der Belastungsintensität

Belastungsintensität (quantitative und qualitative Rangskala)	Stoffwechselbedingte Anpassung in Bezug auf die Belastungsstufe	Relevanz (physiologischer Nutzen) der Belastungsintensität für das rehabilitative Training	Belastungsintensität in % der Maximalkraft	Werte der Borg-Skala
Stufe 1	Lokale aerobe Ausdauer	Sehr hohe Relevanz für die lokal-aerobe Leistungsfähigkeit und Regeneration	< 15	8
Stufe 2	Lokale aerob-anaerob gemischte Ausdauerkraft (intensiv, aber dominat aerob)	Sehr hohe Relevanz für die lokal-aerobe Leistungsfähigkeit	15 – 40	10
Stufe 3	Lokale dominant anaerob-laktazide Kraftausdauer	Keine Relevanz wegen hoher laktazider Belastung	20 – 60	10 – 12
Stufe 4	Anaerob-alaktazide Maximalkraftausdauer (Muskelaufbau)	Sehr hohe Relevanz wegen hoher muskulärer Hypertrophie	40 – 80	11 – 17
Stufe 5	Maximalkraft	Sehr hohe Relevanz für die Maximierung der Innervationsfrequenz und Faserrekrutierung	80 – 100	16 – 20
Stufe 6	Dynamisch- oder statisch-exzentrische Maximalkraft	Sehr hohe Relevanz für die Maximierung der Innervationsfrequenz und Faserrekrutierung	> 100	16 – 20

Tab. 4: Anwendungsbereich der Krafttrainingsmethoden

Muskelkontraktions-formen	Anwendungsbereich	Anzahl der Wiederholungen	Belastungsintensität in % der Maximalkraf
Dynamisch-schnell	Maximalkraft		
	– Intermuskuläre Koordination	1 – 5	85 – 100
	– Muskelquerschnitt	6 – 12	70 – 85
	– Schnellkraft	10 – 15	30 – 60
	– Kraftausdauer	20 – 60	30 – 50
Dynamisch-langsam	Maximalkraft		
	– Muskelquerschnitt	8 – 12	50 – 70
	– Kraftausdauer	10 – 20	30 – 50
Dynamisch-exzentrisch (Negativmethode)	Maximalkraft		
	– Intermuskuläre Koordination	1 – 5	> 100
	– Schnellkraft	6 – 10	60 – 90
Statisch	Maximalkraft		
	– Intermuskuläre Koordination	3 – 5 Sek.	90 – 100
	– Muskelquerschnitt	6 – 10 Sek.	70 – 90
	– Kraftausdauer	30 – 120 Sek.	30 – 50

Trainingsmethoden und Belastungsintensität 5

Tab. 5: Trainingsmethoden zum Maximalkrafttraining – wiederholte submaximale Kontraktionen

Numerierung der Trainingsmethode	1	2	3	4	5	6
	Standardmethode I – Konstante Lasten	Standardmethode II – Progressiv ansteigende Lasten	Maximalkraftausdauer extensive Methode	Maximalkraft intensive Methode	Isokinetische Methode	isometrische Methode
Arbeitsweise: – Konzentrisch – Isometrisch – Exzentrisch	x	x	x	x	x x	x
Krafteinsatz: – Explosiv – Kontinuierlich	 x	x	 x	x	 x	 (x)
Belastungsintensität in % der Maximalkraft	80	70 80 85 90	50 – 60	85 – 95	z. B. 70	100
Wiederholungen	8 – 10	12 10 7 5	15 – 20	5 – 8	15	10
Serien	3 – 5	1. 2. 3. 4.	3 – 5	3 – 5	3	3 – 5
Belastungsdauer	20 – 30 Sek.	–	30 – 40 Sek.	10 – 20 Sek.	30 Sek.	10 – 12 Sek.
Pausenlänge	3 – 5 Min.	5 Min.	2 – 3 Min.	3 – 5 Min.	3 Min.	3 Min.
Pausen in der Reha	30 – 60 Sek.	3 – 5 Min.	30 – 45 Sek.	60 – 120 Sek.	30 Sek.	30 Sek.

Die Pausen in der Rehaphase sind u.U. kürzer: Aufgrund von Schmerzen oder verminderter Belastbarkeit ist die Ausbelastung meist nicht durch Belastungsintensität und Belastungsdauer zu erreichen, sondern wird durch die Belastungsdichte gesteuert.

Tab. 6: Methoden zum Schnellkrafttraining – maximale Krafteinsätze

Nummerierung der Trainingsmethode	7	8	9	10	11
	Quasimaximale Kontraktion	Maximale Konzentrische Kontraktion	Maximale isometrische Kontraktion	Maximale Exzentrische Kontraktion	Konzentrisch-exzentrische Kontraktion
Arbeitsweise: – Konzentrisch – Isometrisch – Exzentrisch	x	x	x	x	x x x
Krafteinsatz: – Explosiv – Kontinuierlich	x	x	(x)	x	x
Belastungs-intensität in % der Maximalkraft	90 | 95 | 97 | 100 | 100+1kg	100	100	ca. 150	70 – 90
Wiederholungen	3 | 1 | 1 | 1 | 1	1	2	5	6 – 8
Serien	1. | 2. | 3. | 4. | 5.	5	5	3	3 – 5
Belastungs-dauer	–	–	6 – 10 Sek.	10 – 15 Sek.	15 – 20 Sek.
Pausenlänge	3 – 5 Min.	3 – 5 Min.	3 – 5 Min.	3 Min.	5 Min.
Pausen in der Reha	3 – 5 Min.	1 Min.	30 Sek.	3 – 5 Min.	3 – 5 Min.

Die Pausen in der Rehaphase sind u.U. kürzer: Aufgrund von Schmerzen oder verminderter Belastbarkeit ist die Ausbelastung meist nicht durch Belastungsintensität und Belastungsdauer zu erreichen, sondern wird durch die Belastungsdichte gesteuert.

Teil 2 Krafttests und Übungen mit dem Thera-Band

Obere Extremität

6.1 Stabilität des Schultergelenks

Periarthropathien, Gelenkinstabilität und „frozen shoulder" (starre Schulter) sind die häufigsten Erkrankungen im Schulterbereich. Periarthropathien nicht traumatischer oder rheumatischer Genese liegt meist eine Gelenkdysfunktion und mangelnde Stabilität zugrunde. Fehlen Hinweise auf traumatische Schäden oder andere Veränderungen in der Anamnese, ist eine Gelenkdysfunktion auf einen in der Gelenkpfanne dezentrierten Humeruskopf zurückzuführen. Dies führt zu Überlastungen der passiven Strukturen (Gelenkkapsel, Ligamente, Bursen, Sehnen- und Muskelansätze). Außerdem tritt eine mangelnde Koordination der stabilisierenden Muskulatur auf. Die Behandlung sollte mit einer den Humeruskopf zentrierenden manuellen Technik erfolgen, ergänzt durch ein selektives und gut dosiertes Muskeltraining. Hinzu kommen physikalische Maßnahmen.

Die Gelenksicherung spielt bei der Schulterinstabilität eine noch wichtigere Rolle. In diesem Fall können folgende prädisponierende Faktoren vorliegen: Ungünstige Kopf-Pfannen-Größenverhältnisse, Pfannenneigung zum Schulterblatt und ein zu großer Pectoralis-Pfannen-Winkel. Weitere Faktoren sind die Abflachung der Gelenkpfanne, und ein zu dünnes oder fehlendes Labrum glenoidale. Eine zu große Gelenkkapsel führt zu einem nicht korrekt begrenzten Bewegungsausmaß. Außerdem fördern zu laxe Ligamenta glenohumeralia die Instabilität. Gelegentlich fehlt sogar der wichtige mediale Anteil.

Die muskuläre Gelenksicherung erfolgt ventral durch den M. subscapularis, M. supraspinatus, vorderen M. deltoideus und M. pectoralis major, dorsal durch den M. supraspinatus, M. infraspinatus, M. teres minor und den hinteren M. deltoideus. Störungen in dem muskulären Zusammenspiel beeinträchtigen das Rollgleiten des Humeruskopfes in der Gelenkpfanne. Die daraus resultierende Instabilität begünstigt die Entstehung von Arthropathien.

6.2 Scher- und Kompressionskräfte am Schultergelenk

Jeder am Schultergelenk beteiligten Muskeln entwickelt bei Aktivierung des Gelenkes ein Drehmoment, dessen Kraftvektoren in Form von Scher- und Kompressionskräften auf die Gelenkpfanne einwirken. Je nach Winkelstellung des Humerus in der Gelenkpfanne verändern sich diese Kraftvektoren deutlich. Die Summe aller Kraftvektoren muß aber stets zentrierend auf den Humeruskopf in der Pfanne wirken, was durch intermuskuläre Koordination der beteiligten Muskeln (Rückenmuskulatur und Muskelschlingen der Skapula) erreicht wird. Ist diese intermuskuläre Koordination ungenügend, kommt es zwangsläufig zu vermehrten Scherkräfte, die muskulär nicht kompensiert werden können.

Wird durch ein lokales muskuläres Ungleichgewicht der Humeruskopf dezentriert, so können vielfältige Funkionsstörungen (z. B. Impingement der Rotatorenmanschette, Bursitis subacromialis, Überlastung der Bizepssehne) mit entsprechenden Veränderungen an den spezifischen anatomischen Strukturen entstehen. Diese werden häufig als Periarthritis-Humeroskapularis (PHS) bezeichnet, womit aber die betroffene Struktur und deren Pathomechanik am Schultergelenk nicht beschrieben ist.

6.3 Stützfunktion im Ellenbogen

Entscheidend für die Stützfunktion im Ellenbogen ist die Muskelkraft, weniger die Gelenktechnik, da die Verbindung von Humerus und Ulna selten Probleme bietet. Anfälliger für mechanische Störungen scheint dagegen das Radiohumeral- beziehungsweise das Radioulnargelenk zu sein. Die Gelenksicherung übernehmen lediglich das Lig. annulare radii, Lig. collaterale radiale und die Gelenkkapsel.

Die auf diese Gelenke wirkende Muskulatur dezentriert den Radius. So führt z. B. ein hypertoner M. biceps brachii zu einer leichten Verlagerung des Radius nach proximal/ventral und löst einen Hypertonus der Unterarmmuskulatur aus. Die Spannungsverhältnisse an den Muskelsehnenansätzen des lateralen und medialen Epikondylus äußern sich als Tendopathien. Mittel der Wahl sind manuelle Techniken und tonussenkende Maßnahmen für die Unterarmmuskulatur sowie physikalische Maßnahmen am Epikondylus zur Behandlung der Tendopathie.

6.4 Kraft-Tests

Vor jedem Test muß eine klinische Untersuchung durchgeführt werden. Es sollten schmerzhafte Zustände im periartikulären Bereich ausgeschlossen werden. Das Humeroskapulargelenk muß mechanisch frei sein.

Bei der Interpretation der Testergebnisse haben zwei Aspekte eine besondere Bedeutung: die Wiederholungszahlen der einzelnen Muskelgruppen in ihren Bewegungskomponenten sowie das Verhältnis von Agonisten und Antagonisten. Letzteres spielt bei der Zentrierung des Humeruskopfes eine wichtige Rolle. Aus den Wiederholungszahlen kann man die Trainingsintensität und die Belastungsform ableiten. Die isometrische Widerstandsprüfung in verschiedenen Gelenkstellungen stellt eine Ergänzung der dynamischen Testung dar.

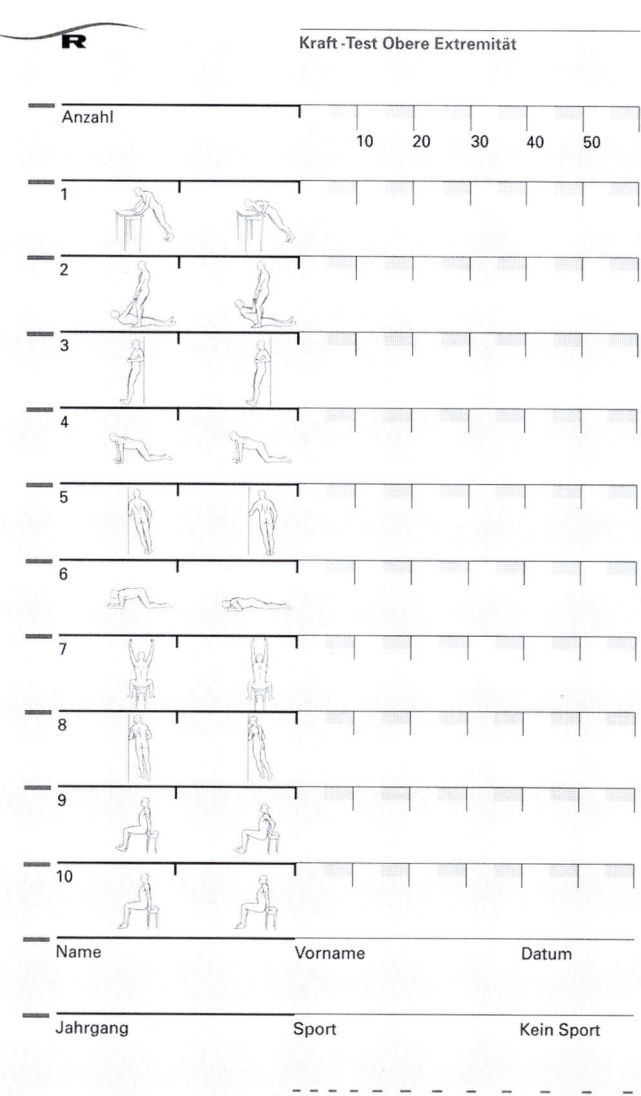

Tab. 7: Anzahl der Wiederholungen – Normwerte*

Testübung für Obere Extremität	1	2	3	4	5	6	7	8	9	10
Wiederholungen	15	35	20	20	8	15	20	10	12	25

* Wiederholungszahlen für einen 20jährigen Mann (= 100%). Normwerte in % der angegebenen Wiederholungszahlen;
für Männer: 30 J. = 90%, 40 J. = 75%, 60 J. = 50%;
für Frauen: 20 J. = 80%, 30 J. = 70%, 40 J. = 55%, 60 J. = 30%

Obere Extremität 6

Schultergelenk · Ellenbogengelenk

Bewegungskomponenten/ Schaltstelle der Bewegung	transversale Abd/-Add Flex/Ext
Primärbeweger	▶ M. deltoideus, Pars clavicularis ▶ M. pectoralis, Pars clavicularis/sternalis ▶ M. triceps brachii
Synergisten	▶ M. serratus anterior ▶ M. rhomboideus major/minor

Ausgangsstellung · Endstellung

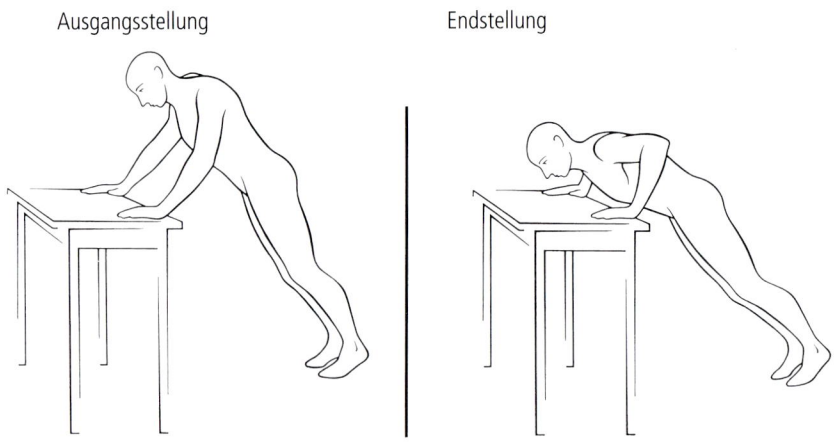

Testung	der relativen Kraftqualität der Primärbeweger in dynamischer Arm-Stütz-Funktion bei funktionsgebundener thorakoskapulärer Stabilisation.

Schultergelenk · Ellenbogengelenk

Bewegungskomponenten/ Schaltstelle der Bewegung	Ext/Flex Flex/Ext
Primärbeweger	▸ M. biceps brachii ▸ M. brachialis ▸ M. coracobrachialis ▸ M. latissimus dorsi ▸ M. deltoideus, Pars spinalis
Synergisten	▸ M. rhomboideus major/minor ▸ M. trapezius, Pars transversa/ascendens ▸ M. infraspinatus/M. teres minor

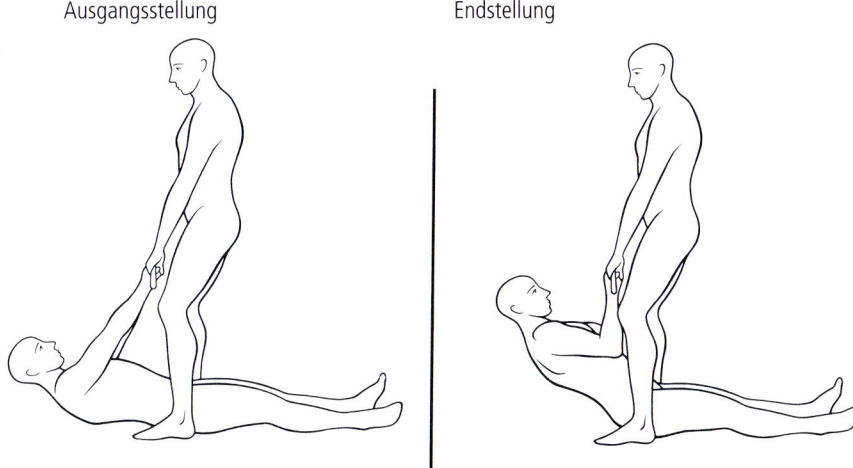

Ausgangsstellung · Endstellung

Testung	der relativen Kraftqualität der Primärbeweger und der dorso-kaudalen Stabilisationsfähigkeit der Skapula unter Hubbelastung der Armbeuger in Umkehrfunktion.

Schultergelenk (in 30° Abduktion)

Bewegungskomponenten/ Schaltstelle der Bewegung	Ext/Flex
Primärbeweger	▶ M. deltoideus, Pars spinalis ▶ M. latissimus dorsi ▶ M. rhomboideus major/minor ▶ M. trapezius, Pars transversa
Synergisten	▶ thorakale Extensoren ▶ M. deltoideus, Pars clavicularis

Ausgangsstellung   Endstellung

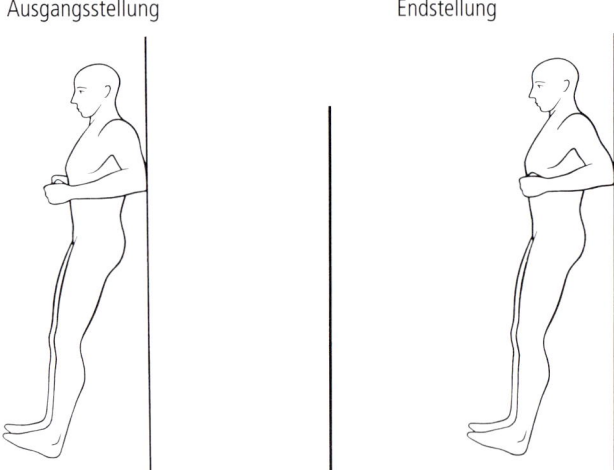

Testung: der relativen Kraftqualität der trunko-zingulären und trunko-brachialen Muskulatur in Richtung ihrer aktiven Insuffizienz und des Synergismus von Primärbewegern und dynamischer Stabilisationsfähigkeit von BWS/HWS.

Thorakoskapulärer Gleitraum · Schultergelenk

Bewegungskomponenten/ Schaltstelle der Bewegung	Protraktion/Retraktion transversale Abd/-Add
Primärbeweger	▸ M. serratus anterior ▸ Mm. rhomboideii ▸ M. trapezius, Pars transversa ▸ M. deltoideus, Pars clavicularis
Synergisten	▸ M. rectus abdominis ▸ thorakale Extensoren ▸ M. triceps brachii ▸ M. latissimus dorsi/M. pectoralis major

Ausgangsstellung　　　　　Endstellung

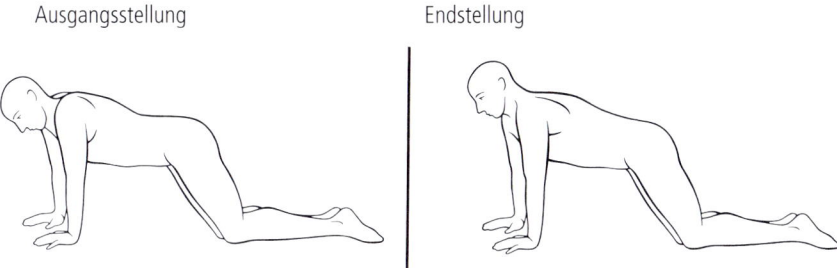

Testung	der intermuskulären Koordination der Serratus-Rhomboideus-Schlinge in Arm-Stütz-Funktion unter der Voraussetzung einer dynamischen Stabilisation von Schultergelenk und Wirbelsäule.

Obere Extremität

Schultergelenk

Bewegungskomponenten
Schaltstelle der Bewegung
Abd/Add

Primärbeweger
- M. deltoideus, Pars acromialis/clavicularis
- M. supraspinatus

Synergisten
- M. latissimus dorsi
- M. trapezius, Pars descendens
- M. serratus anterior/Mm. rhomboideii

Ausgangsstellung 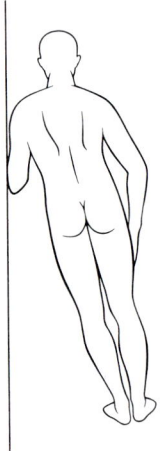 Endstellung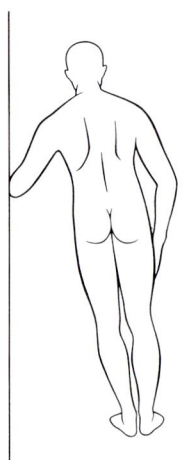

Testung der relativen Kraftqualität und der synergistischen Suffizienz der Primärbeweger.

Schultergelenk · Ellenbogengelenk

Bewegungskomponenten/ Schaltstelle der Bewegung	Ext/Flex Flex/Ext
Primärbeweger	▸ M. deltoideus, Pars clavicularis ▸ M. triceps brachii
Synergisten	▸ M. teres major ▸ M. pectoralis major, Pars clavicularis

Ausgangsstellung   Endstellung

Testung — der muskulären Sicherung der ventralen Schultergelenkanteile und der zentrierenden Führung des Caput humeri in der Gelenkhöhle unter Vollbelastung.

Obere Extremität 6

Schultergürtel

Bewegungskomponenten/Schaltstelle der Bewegung	Elevation/Depression
Primärbeweger	▶ M. levator scapulae ▶ M. trapezius, Pars descendens ▶ M. serratus anterior
Synergisten	▶ M. supraspinatus ▶ M. deltoideus, Pars clavicularis/acromialis ▶ M. latissimus dorsi ▶ M. trapezius, Pars ascendens

Ausgangsstellung

Endstellung

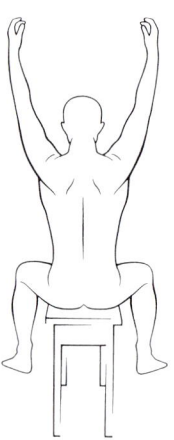
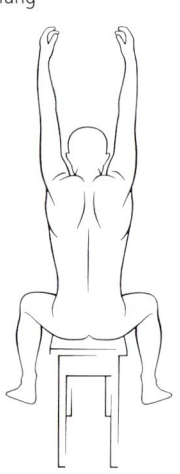

Testung der Kraftausdauerfähigkeit und der intermuskulären Koordination von Primärbewegern und Antagonisten im Sinne der kranio-kaudalen Gleitbewegung der Schulterblätter.

Schultergelenk

Bewegungskomponenten/ Schaltstelle der Bewegung Außen-/Innenrotation

Primärbeweger
- M. deltoideus, Pars spinalis
- M. infraspinatus
- M. teres minor

Synergisten
- M. deltoideus, Pars acromialis
- M. latissimus dorsi
- M. teres major
- M. trapezius, Pars transversa
- Mm. rhomboideii

Ausgangsstellung

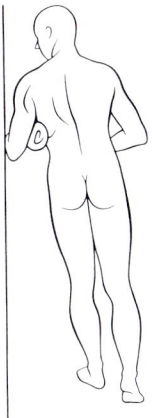

Endstellung

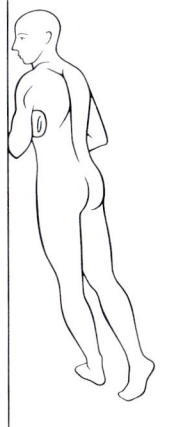

Testung der Funktionssuffizienz und der relativen Kraftqualität der Rotatorenmanschette, speziell der Außenrotatoren.

Schultergelenk · Ellenbogengelenk

Bewegungskomponenten/ Schaltstelle der Bewegung	Flex/Ext Flex/Ext
Primärbeweger	▶ M. triceps brachii ▶ M. deltoideus, Pars clavicularis
Synergisten	▶ M. infraspinatus ▶ M. teres minor ▶ M. latissimus dorsi ▶ M. teres major ▶ M. trapezius, Pars ascendens

Ausgangsstellung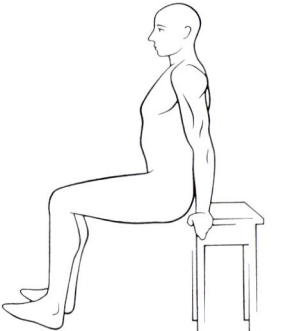

Endstellung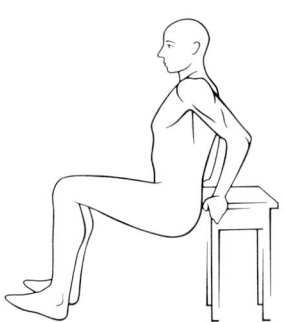

Testung der dynamischen Arm-Stütz-Funktion und der Fähigkeit, die Schultergelenke ventral muskulär zu sichern unter Voraussetzung einer suffizienten Stabilisation der Schulterblätter auf dem Brustkorb.

Thorakoskapulärer Gleitraum

Bewegungskomponenten/ Schaltstelle der Bewegung	Elevation/Depression
Primärbeweger	▸ M. serratus anterior ▸ M. trapezius, Pars ascendens ▸ M. latissimus dorsi ▸ M. pectoralis major, Pars sternocostalis ▸ M. pectoralis minor
Synergisten	▸ M. triceps brachii ▸ M. teres major ▸ M. infraspinatus/M. teres minor

Ausgangsstellung Endstellung

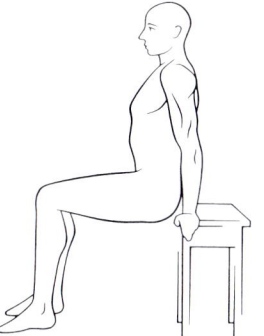 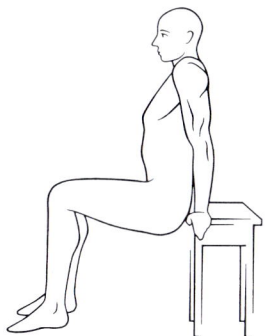

Testung — der intermuskulären Koordination der Primärbeweger bei kranio-kaudalen Gleitbewegungen in Umkehrfunktion der Serratus-Rhomboideus-Schlinge unter Voraussetzung einer suffizienten Arm-Stütz-Funktion.

6.5 Übungsprogramm

Für das Training des Schultergürtels verwenden wir das rote, grüne oder blaue Thera-Band. Bei der Befestigung des Thera-Bandes muß erstens darauf geachtet werden, daß die Höhe der Fixation mit der Bewegungsachse des Gelenkes übereinstimmt. Zweitens muß der maximalste Widerstand während der Bewegung mit dem Winkel der bestmöglichen Kraftentfaltung übereinstimmen und drittens soll der Winkel zwischen Lastarm (Thera-Band) und Kraftarm (Extremität) in der Endstellung die 30 ° nicht unterschreiten. Es darf bei keiner Übung zu einer Dezentrierung des Humeruskopfes kommen, da sonst die lokale Muskelsteuerung gestört wird.

Beim Übungsaufbau achtet man darauf, daß der Humeruskopf zentriert bleibt. Dazu eignen sich in der ersten Phase isometrische Widerstände in einer 30° Flexionsstellung des Humeroskapulargelenkes. Als weiterer Schritt muß die Scapulakontrolle auf dem Thorax erreicht werden, diese bildet die Basis für eine gute Zusammenarbeit zwischen Humerus und Skapula und somit für einen intakten humeroskapulären Rhythmus. Ist eine ausreichende Stabilität zwischen Skapula und Thorax vorhanden, kann man auf dynamische Übungen am Skapulohumeralgelenk übergehen.

Die muskulären Qualitäten am Schultergelenk reichen von feinmotorischer Zentrierungsfunktion, maximalen Kraftbewegungen beim Tragen von Lasten bis hin zur Schnellkraft beim Steinwurf oder bei Gleichgewichtsreaktionen. Die Kraftausdauerfähigkeit ist im Alltag und Sport von vitaler Bedeutung. Diese konditionellen Faktoren müssen daher in der Rehabilitation der Schulterregion speziell berücksichtigt werden.

Bei den folgenden Rehatrain-Übungen können einzelne Angaben zur Trainingsmethode oder -intensität fehlen. Sie wurden bewußt weggelassen, wenn die Übung

- *primär therapeutisch interpretiert wird (Mobilisation, Innervation u. a. m.)*
- *bradytrophe Strukturen in ihrer „Belastungslinie" stimuliert werden sollen*
- *allfällige Bewegungsschmerzen eine Bewegungsmodifikation erfordern die Neigung zu pathomechanischen Störungen erhöht ist.*

Schultergelenk · Thorakoskapulärer Gleitraum

Bewegungskomponenten/ Schaltstelle der Bewegung	Flex/Ext Protraktion/Retraktion
Primärbeweger	▶ M. deltoideus ▶ M. supraspinatus ▶ M. biceps brachii ▶ M. coracobrachialis ▶ M. pectoralis major, Pars clavicularis/sternalis
Synergisten	▶ M. infraspinatus/M. teres minor ▶ M. trapezius, Pars ascendens ▶ M. serratus anterior

Ausgangsstellung　　　　　Endstellung

Trainingsziel	Verbesserung der Kraftausdauerfähigkeit der Primärbeweger zur muskulären Sicherung des ventralen Kapselbandapparates.
Trainingsmethoden Stufen der Belastungsintensität	1 / 3 / 9 –
Anmerkungen	Kann zur Innervationsschulung bei ventraler Kapselbandinsuffizienz benutzt werden. Eine weiterlaufende Extensionsbewegung in der BWS und Protraktion des Schultergürtels muß aktiv widerlagert werden.

Schultergelenk

Bewegungskomponenten/ Schaltstelle der Bewegung	Ext/Flex
Primärbeweger	▸ M. deltoideus, Pars spinalis ▸ M. teres major ▸ M. latissimus dorsi
Synergisten	▸ M. triceps brachii ▸ M. trapezius, Pars transversa/ascendens ▸ M. pectoralis major

Ausgangsstellung　　　　　　Endstellung

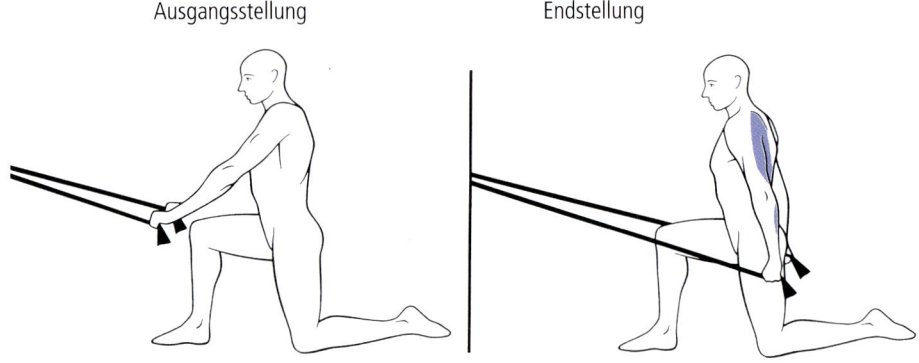

Trainingsziel	Verbesserung der Kraftausdauerfähigkeit der Primärbeweger unter statisch-dynamischer Kontrolle der dorsalen Schulterblattfixatoren.
Trainingsmethoden	1 / 3 / 6 / 10
Stufen der Belastungsintensität	–
Anmerkung	Auf eine dynamische Stabilisation der BWS und HWS ist zu achten.

Schultergelenk · Ellenbogengelenk

Bewegungskomponenten/ Schaltstelle der Bewegung	Ext/Flex Flex/Ext
Primärbeweger	▸ M. deltoideus, Pars spinalis ▸ M. latissimus dorsi
Synergisten	▸ M. teres minor ▸ M. trapezius, Pars transversa ▸ Mm. rhomboideii ▸ M. teres major

Ausgangsstellung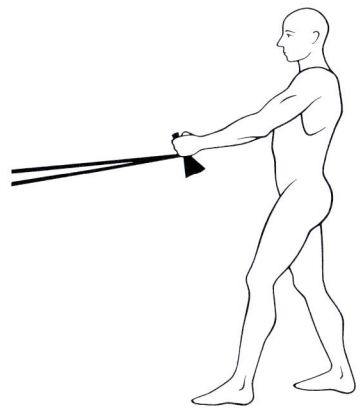

Endstellung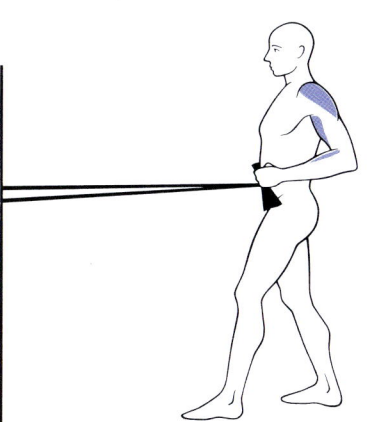

Trainingsziele	Verbesserung der Maximalkraftfähigkeit der Primärbeweger und der intermuskulären Koordination zwischen den Schlingen Serratus-Rhomboideus und Trapezius-Levator scapulae.
Trainingsmethoden Stufen der Belastungsintensität	1 / 3 / 6 / 10 –
Anmerkungen	Eine Elevation und Protraktion des Schulterblattes ist zu vermeiden. Die Extension des Armes im Schultergelenk wird deshalb auf 30° limitiert.

Schultergelenk · Thorakoskapulärer Gleitraum

Bewegungskomponenten/ Schaltstelle der Bewegung	transversale Ext/Flex Add/Abd
Primärbeweger	▶ M. deltoideus, Pars spinalis ▶ M. trapezius, Pars transversa/ascendens ▶ Mm. rhomboideii ▶ M. latissimus dorsi
Synergisten	▶ M. teres minor

Ausgangsstellung   Endstellung

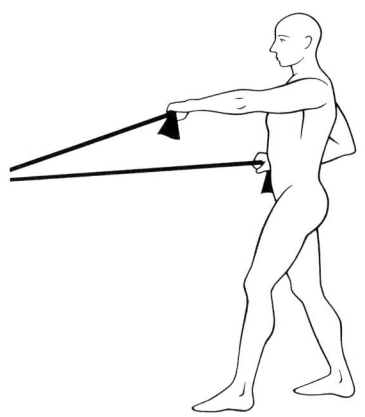 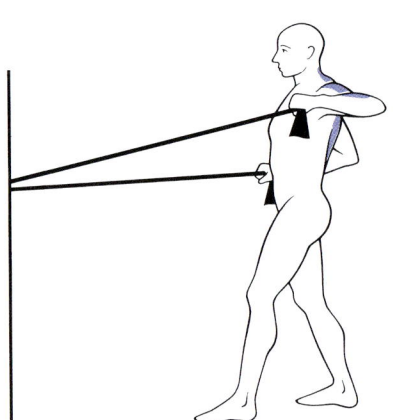

Trainingsziel	Verbesserung der Maximalkraftfähigkeit der Primärbeweger.
Trainingsmethoden	1 / 3 / 6
Stufen der Belastungsintensität	2
Anmerkungen	Eine Extension der HWS und eine Elevation der Schulterblätter ist zu vermeiden. Eine gelenkschonende Ausführung der Bewegung erfolgt durch initiale Aktivität der medialen Schulterblattfixatoren.

Schultergelenk · Thorakoskapulärer Gleitraum

Bewegungskomponenten/ Schaltstelle der Bewegung	transversale Ext/Flex Add/Abd
Primärbeweger	▸ M. deltoideus, Pars acromialis/spinalis ▸ M. triceps brachii ▸ M. trapezius, Pars transversa ▸ Mm. rhomboideii ▸ M. infraspinatus/M. teres minor
Synergisten	▸ thorakale Extensoren ▸ M. trapezius, Pars ascendens

Ausgangsstellung   Endstellung

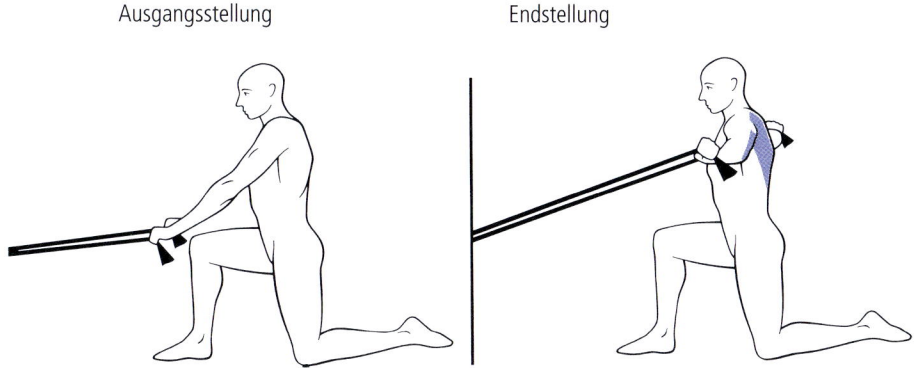

Trainingsziele	Verbesserung der Kraftausdauerfähigkeit der Primärbeweger. Eine Beschränkung der Primärbewegung auf das letzte Drittel des möglichen Bewegungsausschlages eignet sich aufgrund der zunehmenden aktiven Insuffizienz zur Verbesserung der Maximalkraftfähigkeit.
Trainingsmethoden	3
Stufen der Belastungsintensität	1
Anmerkungen	Die Hände müssen in der Endstellung der Bewegung die mittlere Frontalebene überschritten haben. Dazu wird die Bewegung dynamisch-schnell ausgeführt, während die Rückführung der Arme langsam erfolgt.

Schultergelenk · Thorakoskapulärer Gleitraum

Bewegungskomponenten/ Schaltstelle der Bewegung	Flex AR/Ext IR AR/IR
Primärbeweger	▶ M. deltoideus/M. supraspinatus ▶ M. biceps brachii ▶ M. coracobrachialis ▶ M. pectoralis major, Pars clavicularis ▶ M. trapezius, Pars descendens
Synergisten	▶ M. serratus anterior ▶ M. infraspinatus/M. teres minor

Ausgangsstellung   Endstellung

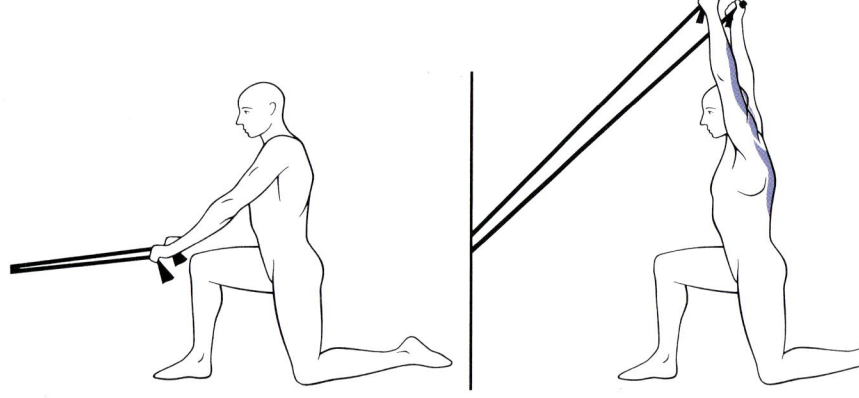

Trainingsziele	Verbesserung der Maximalkraftfähigkeit der Primärbeweger über das sagittale Elevationsmuster und der intermuskulären Koordination im Sinne des skapulo-humeralen Rhythmus unter voller Hubbelastung.
Trainingsmethoden	3
Stufen der Belastungsintensität	1
Anmerkungen	Während des gesamten Bewegungsausschlages dürfen keinerlei Schmerzen auftreten. Muskuläre Verkürzungen sollten vorrangig behoben werden.

Schultergelenk

Bewegungskomponenten/ Schaltstelle der Bewegung	Abd/Add
Primärbeweger	▸ M. deltoideus/M. supraspinatus ▸ M. trapezius, Pars descendens ▸ M. pectoralis major, Pars clavicularis
Synergisten	▸ M. infraspinatus ▸ M. teres minor ▸ M. subscapularis

Ausgangsstellung 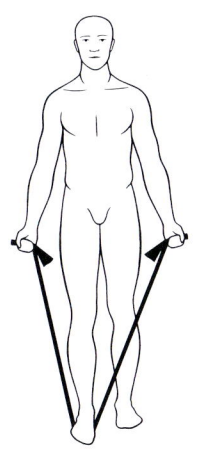   Endstellung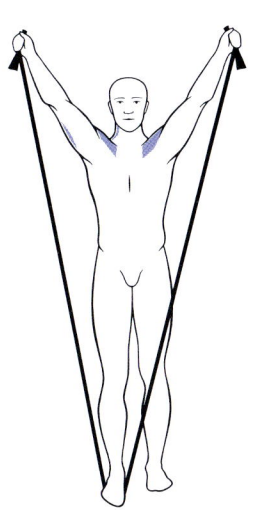

Trainingsziele	Verbesserung der Maximalkraft oder Kraftausdauerfähigkeit der Primärbeweger über den langen Armhebel in der Ebene des Schulterblattes.
Trainingsmethoden	1 / 3
Stufen der Belastungsintensität	2
Anmerkungen	Die Endstellung der Arme soll 160° nicht überschreiten. Auf eine korrekte Stabilisation der Wirbelsäule ist zu achten.

Obere Extremität 6

Schultergelenk

Bewegungskomponenten/ Schaltstelle der Bewegung	Abd/Add
Primärbeweger	▸ M. deltoideus ▸ M. supraspinatus/M. biceps brachii ▸ M. trapezius, Pars descendens
Synergisten	▸ M. trapezius, Pars ascendens ▸ M. infraspinatus ▸ M. teres minor ▸ M. subscapularis

Ausgangsstellung   Endstellung

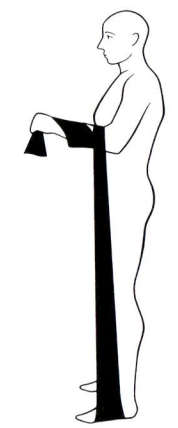 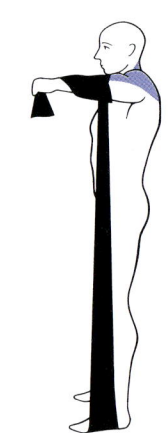

Trainingsziele	Verbesserung der Maximalkraftfähigkeit der Primärbeweger im Sinne der Automatisierung ihres Synergismus. Optimierung der intermuskulären Koordination unter Einbeziehung der Rotation im Schultergelenk über dynamisch-schnelle Bewegungsausführung im konzentrischen Bereich.
Trainingsmethoden	1 / 3
Stufen der Belastungsintensität	2
Anmerkungen	Die Bewegungsebene entspricht der Ebene des Schulterblattes. Die Übung soll nur so lange ausgeführt werden, bis die Elevation des Schulterblattes nicht zur Initialbewegung wird.

6

Schultergelenk

Bewegungskomponenten/ Schaltstelle der Bewegung	Abd/Add
Primärbeweger	▸ M. deltoideus ▸ M. supraspinatus ▸ M. infraspinatus ▸ M. teres minor ▸ Mm. rhomboideii/M. trapezius, Pars transversa
Synergisten	▸ M. trapezius, Pars descendens

Ausgangsstellung   Endstellung

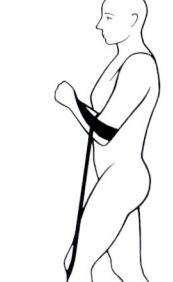
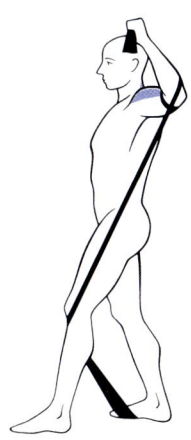

Trainingsziel	Verbesserung der Kraftausdauerfähigkeit der Primärbeweger im diagonalen Funktionsmuster der Elevation/Abduktion.
Trainingsmethoden Stufen der Belastungsintensität	1 / 3 2 / 3
Anmerkungen	Das Ellenbogengelenk soll in der Endstellung höher als das Schultergelenk stehen. Man beachte, daß durch den Verlauf des Thera-Bandes kein wesentlicher Rotationswiderstand entsteht.

Schultergelenk · Thorakoskapulärer Gleitraum

Bewegungskomponenten/ Schaltstelle der Bewegung	Flex/Ext transversale Flex/Ext Elevation/Protraktion
Primärbeweger	▸ M. deltoideus, Pars clavicularis/acromialis ▸ M. pectoralis, Pars clavicularis ▸ M. trapezius, Pars descendens ▸ M. supraspinatus ▸ M. biceps brachii, Caput longum/brevis ▸ M. coracobrachialis
Synergisten	▸ M. serratus anterior

Ausgangsstellung 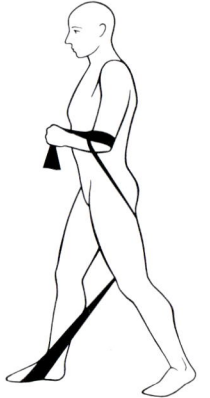 Endstellung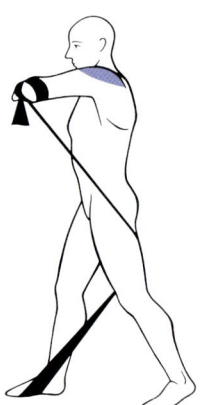

Trainingsziel	Verbesserung der Kraftausdauerfähigkeit der Primärbeweger zum Schutz des ventralen Kapsel-Band-Apparates.
Trainingsmethoden Stufen der Belastungsintensität	1 / 3 —
Anmerkung	Eine weiterlaufende Rumpfrotation muß aktiv widerlagert werden.

6

Thorakoskapulärer Gleitraum · Schultergelenk

Bewegungskomponenten/Schaltstelle der Bewegung	Retraktion/Protraktion transversale Add/Abd
Primärbeweger	▸ M. trapezius, Pars transversa ▸ Mm. rhomboideii ▸ M. trapezius, Pars ascendens
Synergisten	▸ M. deltoideus, Pars spinalis

Ausgangsstellung   Endstellung

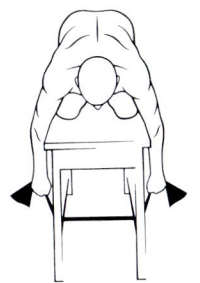 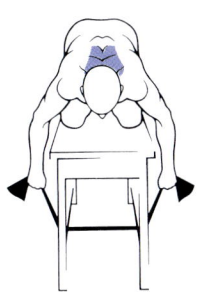

Trainingsziele	Verbesserung der Kraftausdauerfähigkeit der Primärbeweger. Schulung der exzentrischen Aktivität der medialen Schulterblattfixatoren.
Trainingsmethoden	1 / 2 / 3
Stufen der Belastungsintensität	2
Anmerkung	Eine Extension der HWS und eine Elevation der Schulterblätter ist zu vermeiden.

Thorakoskapulärer Gleitraum · Schultergelenk

Bewegungskomponenten/ Schaltstelle der Bewegung	Protraktion/Retraktion transversale Abd/Add
Primärbeweger	▸ M. serratus anterior ▸ M. deltoideus, Pars spinalis/acromialis
Synergisten	▸ M. latissimus dorsi ▸ M. trapezius, Pars ascendens/transversa ▸ M. pectoralis minor/M. coracobrachialis ▸ Mm. rhomboideii/M. infraspinatus ▸ M. deltoideus, Pars clavicularis

Ausgangsstellung   Endstellung

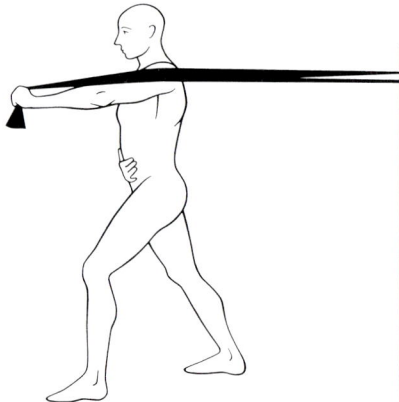
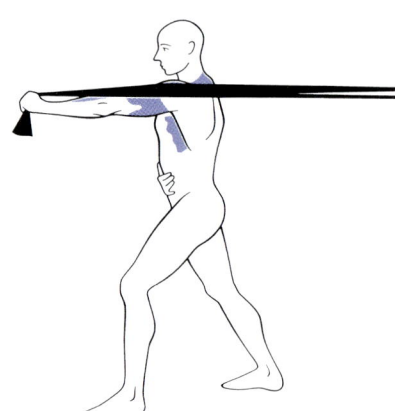

Trainingsziele	Verbesserung der Kraftausdauerfähigkeit und der intermuskulären Koordination der Primärbeweger zur dynamischen Kontrolle der ventro-dorsalen Schulterblattbewegung.
Trainingsmethoden	1 / 2 / 3
Stufen der Belastungsintensität	2
Anmerkung	Eine weiterlaufende Rumpfrotation muß aktiv widerlagert werden.

6

Thorakoskapulärer Gleitraum · Schultergelenk

Bewegungskomponenten/ Schaltstelle der Bewegung	Abd/Add transversale Abd/Add
Primärbeweger	▸ M. serratus anterior ▸ M. deltoideus, Pars spinalis ▸ M. trapezius, Pars transversa/ascendens
Synergisten	▸ M. latissimus dorsi ▸ Mm. rhomboideii ▸ M. trapezius, Pars descendens ▸ M. deltoideus, Pars acromialis/clavicularis

Ausgangsstellung · Endstellung

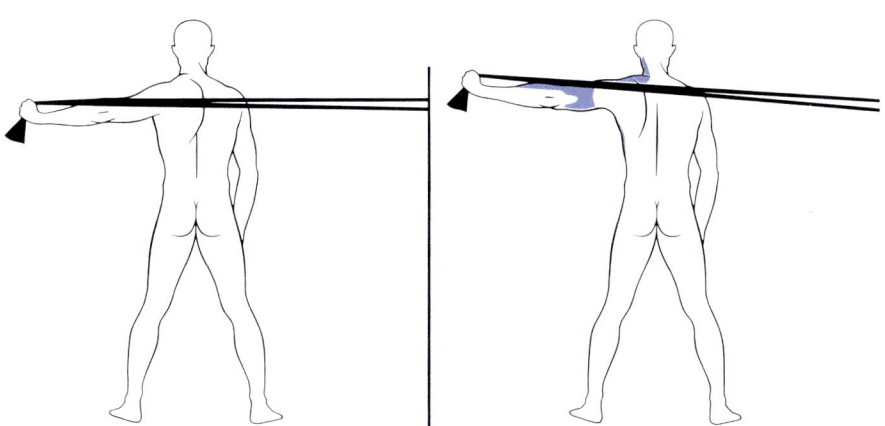

Trainingsziele	Verbesserung der intermuskulären Koordination innerhalb der Rhomboideus-Serratus-Schlinge und der dynamischen Zentrierung des Humeruskopfes während der Bewegung des Humerus in der Ebene des Schulterblattes.
Trainingsmethoden Stufen der Belastungsintensität	1 / 3 2
Anmerkungen	Die Endstellungen sollen in einer ersten Übungsphase zur besseren Einprägung jeweils wenige Sekunden gehalten werden. Die Bewegungsumkehr soll ohne Stop und harmonisch erfolgen.

Obere Extremität 6

Thorakoskapulärer Gleitraum · Schultergelenk

Bewegungskomponenten/ Schaltstelle der Bewegung	Protraktion/Retraktion transversale Ext/Flex
Primärbeweger	▶ M. deltoideus, Pars acromialis/spinalis ▶ M. serratus anterior
Synergisten	▶ M. pectoralis major, Pars clavicularis ▶ M. trapezius, Pars descendens/Mm. rhomboideii ▶ M. latissimus dorsi ▶ M. supraspinatus/M. trapezius, Pars transversa/ascendens ▶ M. coracobrachialis, M. deltoideus, Pars clavicularis

Ausgangsstellung   Endstellung

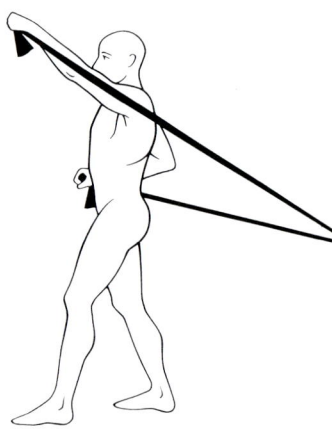
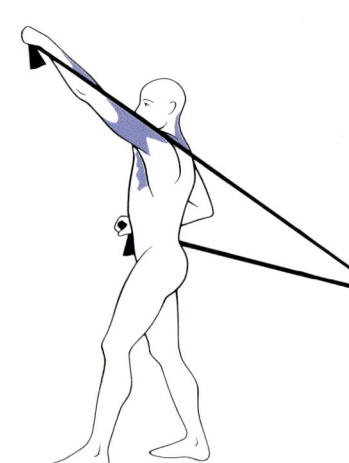

Trainingsziel	Funktionsnahes Training der intermuskulären Koordination der Rotatorenmanschette über ihre kopfzentrierende Funktion unter reduzierter Hubbelastung.
Trainingsmethoden	1 / 3 / 6
Stufen der Belastungsintensität	2
Anmerkung	Eine weiterlaufende Rotation und Flexion der BWS soll durch aktive Widerlagerung vermieden werden.

Thorakoskapulärer Gleitraum

Bewegungskomponenten/ Schaltstelle der Bewegung	Elevation/Depression
Primärbeweger	▸ M. trapezius, Pars descendens ▸ M. levator scapulae ▸ Mm. rhomboideii
Synergisten	▸ M. trapezius, Pars ascendens ▸ M. latissimus dorsi ▸ M. pectoralis major, Pars sternalis

Ausgangsstellung 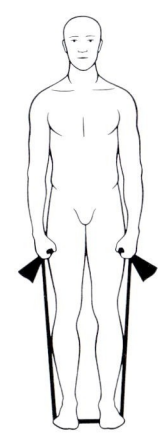   Endstellung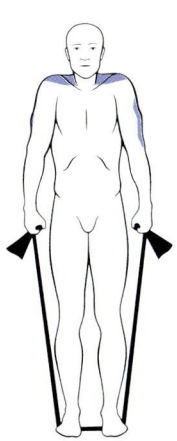

Trainingsziele	Verbesserung der Kraftausdauerfähigkeit der Primärbeweger und ihre Tonusregulation durch Ökonomisierung der Bewegung sowie den rhythmischen Wechsel zwischen maximaler Kontraktion und relativer Dehnung.
Trainingsmethoden	1 / 3
Stufen der Belastungsintensität	1 / 2
Anmerkungen	Elevation und Depression sollen durch harmonische Bewegungsumkehr ineinander übergehen und dürfen nicht zu einer schmerzhaften Muskelverspannung führen. Abschließend Dehnung des Trapezius.

Thorakoskapulärer Gleitraum

Bewegungskomponenten/ Schaltstelle der Bewegung	Elevation/Depression
Primärbeweger	▸ M. trapezius, Pars descendens ▸ M. levator scapulae ▸ Mm. rhomboideii ▸ M. serratus anterior
Synergisten	▸ M. trapezius, Pars ascendens ▸ M. latissimus dorsi ▸ M. pectoralis major, Pars claviculavis ▸ M. pectoralis minor

Ausgangsstellung   Endstellung

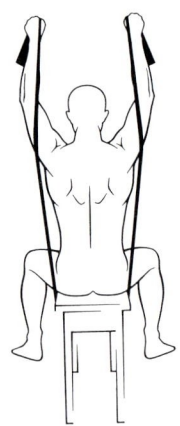 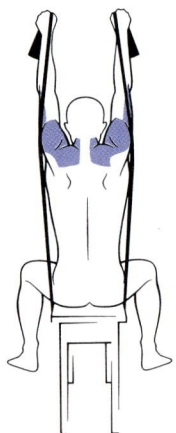

Trainingsziele	Ökonomisierung der Primärbewegung durch Verbesserung der intermuskulären Koordination und Wahrnehmung einer möglichen Seitendifferenz. Schulung der Kraftausdauerfähigkeit der Primärbeweger unter zentrierender Kontrolle durch die Synergisten in maximaler Elevation der Arme.
Trainingsmethoden Stufen der Belastungsintensität	1 / 3 1 / 2
Anmerkungen	Die Übung darf nicht zu einer schmerzhaften Muskelverspannung führen. Voraussetzung für eine korrekte Ausführung ist eine physiologische Länge des M. latissimus dorsi und M. pectoralis major.

Thorakoskapulärer Gleitraum

Bewegungskomponenten/ Schaltstelle der Bewegung	Elevation/Depression
Primärbeweger	▸ M. levator scapulae ▸ M. trapezius, Pars descendens ▸ M. serratus anterior ▸ Mm. rhomboideii
Synergisten	▸ M. trapezius, Pars ascendens ▸ M. latissimus dorsi ▸ M. pectoralis major, Pars clavicularis/M. pectoralis minor

Ausgangsstellung   Endstellung

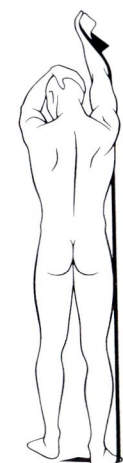 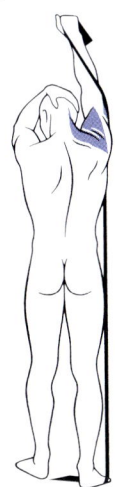

Trainingsziel	Verbesserung der Kraftausdauerfähigkeit der Primärbeweger aus vorgedehnter Stellung des M. levator scapulae.
Trainingsmethoden	3
Stufen der Belastungsintensität	1 / 2
Anmerkungen	Die Kopfstellung ermöglicht eine Vordehnung des M. levator scapulae und damit eine optimale Stimulation der Kontraktion mit nachfolgender Regulierung des Muskeltonus.

Schultergelenk

Bewegungskomponenten/Schaltstelle der Bewegung	transversale Flex/Ext
Primärbeweger	▶ M. pectoralis major ▶ M. coracobrachialis ▶ M. biceps, Caput breve ▶ M. deltoideus, Pars spinalis
Synergisten	▶ Mm. rhomboideii ▶ M. trapezius, Pars transversa ▶ M. teres minor ▶ M. infraspinatus

Ausgangsstellung

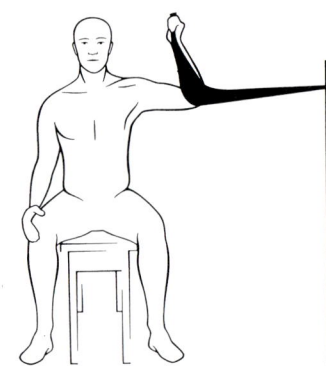

Endstellung

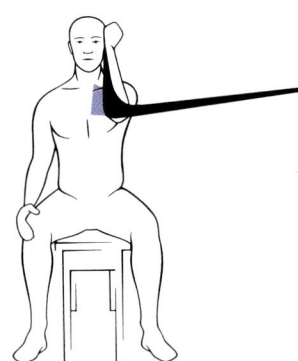

Trainingsziele	Verbesserung der Kraftausdauerfähigkeit der Primärbeweger. Automatisierung der dorso-kaudalen Humeruskopfzentrierung durch die Rotatorenmanschette und der dynamischen Stabilisation des Schulterblattes am Thorax.
Trainingsmethoden Stufen der Belastungsintensität	1 / 3 –
Anmerkungen	Eine funktionelle Verkürzung des M. pectoralis major muß vorrangig behandelt werden. Ebenso empfehlen wir eine statisch-passive Dehnung dieses Muskels nach jeder Übungsserie.

Ellenbogengelenk

Bewegungskomponenten Schaltstelle der Bewegung	Flex/Ext
Primärbeweger	▸ M. biceps brachii ▸ M. brachialis
Synergisten	▸ M. deltoideus, Pars clavicularis ▸ M. coracobrachialis ▸ M. pectoralis major, Pars clavicularis

Ausgangsstellung　　　　　　　　Endstellung

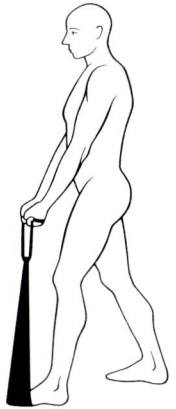 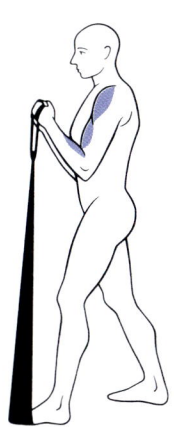

Trainingsziel	Verbesserung der lokalen Kraftausdauerfähigkeit der Armbeuger bei 30° Flexion im Schultergelenk und dynamischer Stabilisation der BWS und LWS.
Trainingsmethoden Stufen der Belastungsintensität	1 / 3 –
Anmerkung	Eine Neigung der Körperlängsachse nach hinten und eine Extension im Schultergelenk ist zu vermeiden.

Obere Extremität 6

Ellenbogengelenk

Bewegungskomponenten/ Schaltstelle der Bewegung	Ext/Flex
Primärbeweger	▶ M. triceps brachii
Synergisten	▶ M. deltoideus, Pars acromialis/spinalis ▶ M. infraspinatus ▶ M. teres minor ▶ Mm. rhomboideii

Ausgangsstellung　　　　　　　　　Endstellung

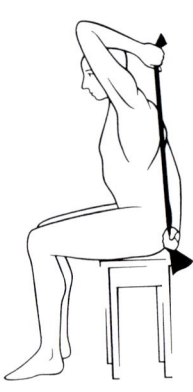
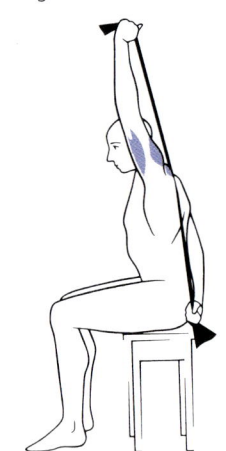

Trainingsziel	Verbesserung der lokalen Kraftausdauerfähigkeit der Armstrecker in maximaler Elevation des Armes.
Trainingsmethoden	1 / 3
Stufen der Belastungsintensität	–
Anmerkung	Eine zunehmende Innenrotation des Humerus im Schultergelenk gegen Ende der Primärbewegung muß vermieden werden.

6

Ellenbogengelenk

Bewegungskomponenten/ Schaltstelle der Bewegung	Ext/Flex
Primärbeweger	▶ M. triceps brachii
Synergisten	▶ M. deltoideus, Pars acromialis/spinalis ▶ M. latissimus dorsi ▶ M. teres major ▶ Mm. rhomboideii ▶ M. trapezius, Pars ascendens

Ausgangsstellung   Endstellung

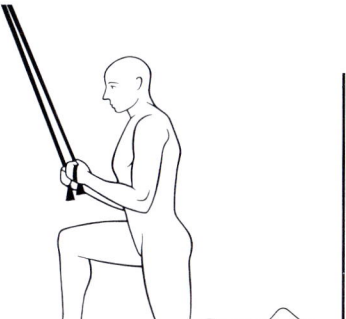 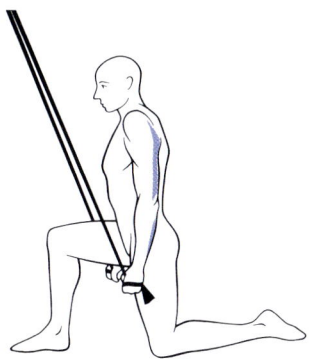

Trainingsziel	Verbesserung der lokalen Kraftausdauerfähigkeit der Armstrecker bis zur O-Stellung der Ellenbogen- und Schultergelenke.
Trainingsmethoden	1 / 3
Stufen der Belastungsintensität	–
Anmerkung	Eine flexorische Verformung der BWS ist zu vermeiden.

Schultergelenk

Bewegungskomponenten/ Schaltstelle der Bewegung	IR/AR
Primärbeweger	▸ M. subscapularis ▸ M. pectoralis major ▸ M. biceps brachii ▸ M. teres major ▸ M. latissimus dorsi ▸ M. deltoideus, Pars clavicularis
Synergisten	▸ Mm. rhomboideii ▸ M. trapezius, Pars transversa

Ausgangsstellung　　　　　Endstellung

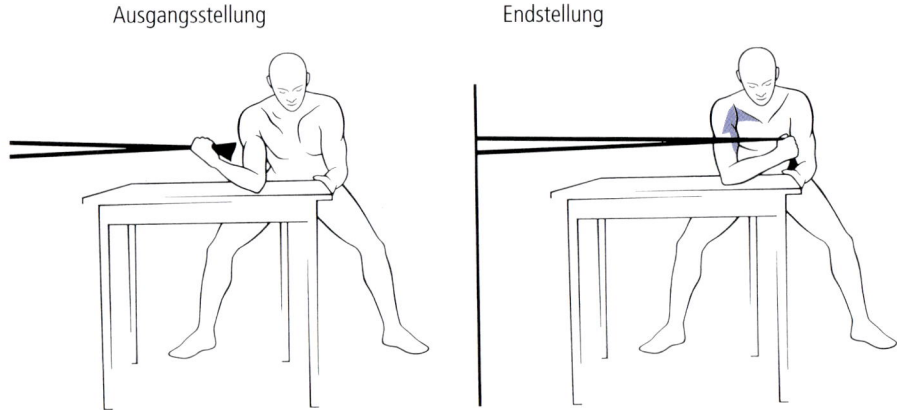

Trainingsziele	Verbesserung der Kraftausdauerfähigkeit der Primärbeweger in Ruhestellung des Schultergelenkes und der aktiven Zentrierung des Humeruskopfes in der Gelenkpfanne zur Verhinderung eines Impingement-Syndroms.
Trainingsmethoden	1 / 3 / 6
Stufen der Belastungsintensität	1 / 2
Anmerkungen	Dynamisch-langsame Bewegungsausführung in der Frühphase der Rehabilitation von instabilen Schultergelenken. Zu beachten ist die gelenkführende Kontrolle der Primärbeweger während des exzentrischen Bewegungsablaufes.

6

Schultergelenk

Bewegungskomponenten/ Schaltstelle der Bewegung	AR/IR
Primärbeweger	▸ M. infraspinatus ▸ M. teres minor ▸ M. deltoideus, Pars spinalis
Synergisten	▸ M. trapezius, Pars transversa ▸ M. supraspinatus

Ausgangsstellung   Endstellung

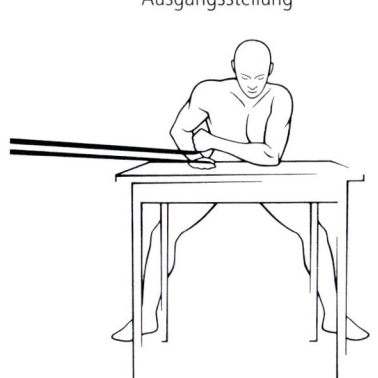
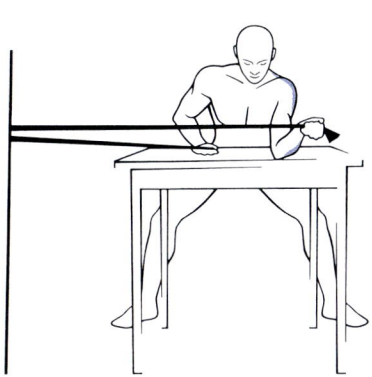

Trainingsziel	Isoliertes Training der Maximalkraftfähigkeit der Primärbeweger über eine achsengerechte Außenrotation in Ruhestellung des Schultergelenkes unter besonderer Beachtung der exzentrischen Bewegungsqualität.
Trainingsmethoden	3
Stufen der Belastungsintensität	1
Anmerkung	Ein erweitertes Trainingsziel ist die Verbesserung der Schnellkraft- und Kraftausdauerfähigkeit über eine Steigerung der anaeroben Ausdauerqualität.

Schultergelenk

Bewegungskomponenten/ Schaltstelle der Bewegung	IR/AR
Primärbeweger	▸ M. pectoralis major ▸ M. subscapularis ▸ M. teres major
Synergisten	▸ M. deltoideus, Pars clavicularis ▸ Mm. rhomboideii

Ausgangsstellung　　　　　　　　　　Endstellung

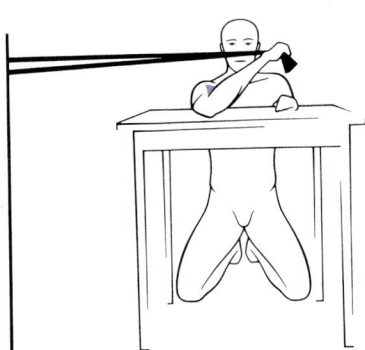

Trainingsziel	Verbesserung der Kraftausdauerfähigkeit der Primärbeweger.
Trainingsmethoden	1 / 3 / 10
Stufen der Belastungsintensität	1 / 2
Anmerkungen	Das Bewegungsausmaß der IR sollte 45° nicht überschreiten.

Schultergelenk

Bewegungskomponenten/ Schaltstelle der Bewegung	AR/IR
Primärbeweger	▶ M. infraspinatus ▶ M. teres minor
Synergisten	▶ M. deltoideus, Pars spinalis ▶ M. supraspinatus ▶ Mm. rhomboideii

Ausgangsstellung　　　　　　　　Endstellung

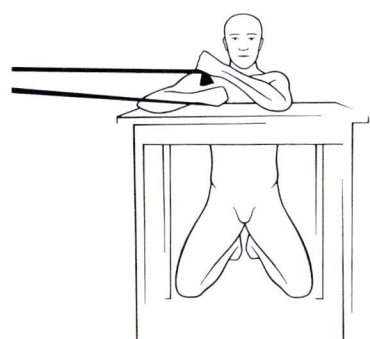
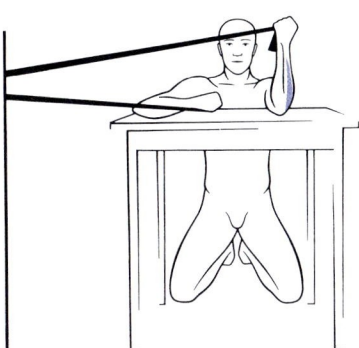

Trainingsziele	Isolierte Verbesserung der Maximalkraftfähigkeit und der intermuskulären Koordination der Außenrotatoren über das gesamte Bewegungsausmaß der Außenrotation.
Trainingsmethoden	3
Stufen der Belastungsintensität	1
Anmerkungen	Übung zu Beginn dynamisch-langsam, später auch mit gesteigertem Bewegungstempo durchführen. Die gelenkführende Qualität während der exzentrischen Muskelarbeit soll speziell beachtet werden.

Obere Extremität 6

Schultergelenk

Bewegungskomponenten/ Schaltstelle der Bewegung	IR/AR
Primärbeweger	▶ M. subscapularis ▶ M. pectoralis major ▶ M. biceps brachii
Synergisten	▶ M. teres major ▶ M. latissimus dorsi ▶ M. deltoideus, Pars clavicularis ▶ Mm. rhomboideii ▶ M. trapezius, Pars ascendens

Ausgangsstellung　　　　　　　　　　Endstellung

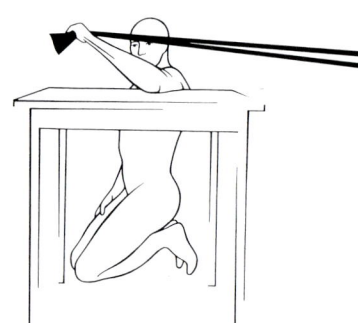

Trainingsziele	Verbesserung der Maximalkraftfähigkeit der Primärbeweger zum aktiven Schutz der ventralen Kapsel-Band-Anteile; später auch Verbesserung der Schnellkraftfähigkeit der Primärbeweger.
Trainingsmethoden	3 / 10
Stufen der Belastungsintensität	2
Anmerkungen	Die Übung ist für ein fortgeschrittenes Rehabilitationsstadium bei Schulterinstabilitäten gedacht. Zu beachten ist die dynamisch-langsame Bewegungsausführung im exzentrischen Bereich, die konzentrisch-rasche Bewegung muß in der Rehabilitation speziell geübt werden.

Handgelenk

Bewegungskomponenten/Schaltstelle der Bewegung	DorsalExt/Flex
Primärbeweger	▸ M. extensor carpi radialis longus/brevis ▸ M. extensor carpi ulnaris

Ausgangsstellung   Endstellung

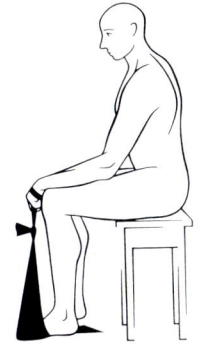 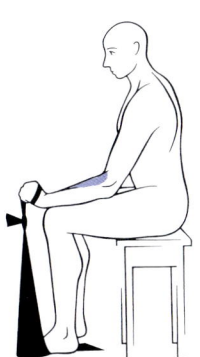

Trainingsziele	Verbesserung der Kraftausdauerfähigkeit der Primärbeweger und der Maximalkraftfähigkeit über die Optimierung der intramuskulären Koordination.
Trainingsmethoden	3
Stufen der Belastungsintensität	1 / 2
Anmerkung	Zur Tonusnormalisierung empfehlen wir nach jeder Serie eine statisch-passive Dehnung der beanspruchten Muskelgruppe.

Handgelenk

Bewegungskomponenten/ Schaltstelle der Bewegung	VolarFlex/Ext
Primärbeweger	▸ M. flexor carpi radialis ▸ M. flexor carpi ulnaris ▸ M. palmaris longus
Synergisten	▸ M. flexor digitorum profundus

Ausgangsstellung   Endstellung

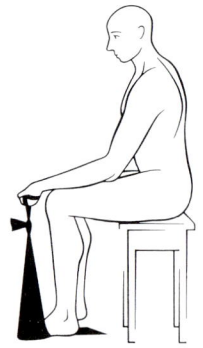 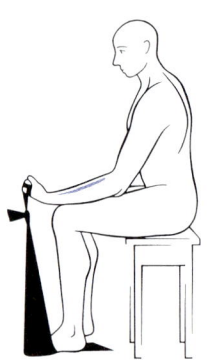

Trainingsziel	Verbesserung der Kraftausdauerfähigkeit der Primärbeweger im Sinne einer Harmonisierung des Kräfteverhältnisses der Unterarmmuskulatur bei muskulärer Dysbalance.
Trainingsmethoden	3
Stufen der Belastungsintensität	1 / 2
Anmerkung	Zur Tonusnormalisierung empfehlen wir nach jeder Serie eine statisch-passive Dehnung der beanspruchten Muskelgruppe.

Ellenbogengelenk

Bewegungskomponenten/ Schaltstelle der Bewegung	Supination/Pronation
Primärbeweger	▸ M. supinator ▸ M. biceps brachii
Synergisten	▸ M. extensor carpi radialis ▸ M. infraspinatus ▸ M. teres minor ▸ M. deltoideus, Pars spinalis

Ausgangsstellung   Endstellung

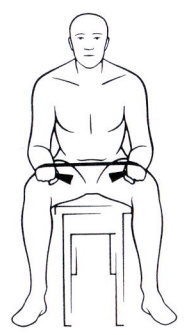 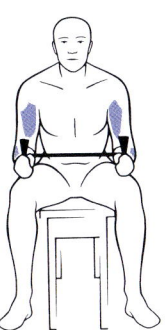

Trainingsziel	Verbesserung der lokalen Kraftausdauerfähigkeit der Primärbeweger in 90°-Flexion des Ellenbogens unter widerlagernder Aktivität der Außenrotatoren des Schultergelenkes.
Trainingsmethoden	3
Stufen der Belastungsintensität	1 / 2
Anmerkungen	Die Pro-Supinationsachse soll nach vorn gerichtet bleiben. Ein schmerzhafter Muskelhartspann darf nicht provoziert werden (evtl. schwächeres Band benutzen).

Obere Extremität 6

Ellenbogengelenk

Bewegungskomponenten/ Schaltstelle der Bewegung	Pronation/Supination
Primärbeweger	▶ M. pronator teres ▶ M. pronator quadratus ▶ M. brachioradialis
Synergisten	▶ M. infraspinatus ▶ M. teres minor ▶ M. deltoideus, Pars spinalis

Ausgangsstellung 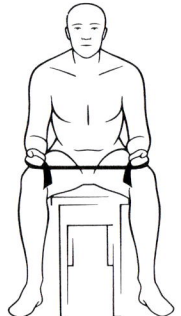 Endstellung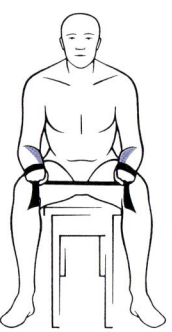

Trainingsziel	Verbesserung der lokalen Kraftausdauerfähigkeit der Primärbeweger in 90°-Flexion des Ellenbogens unter widerlagernder Aktivität der Außenrotation des Schultergelenkes.
Trainingsmethoden	3
Stufen der Belastungsintensität	1 / 2
Anmerkungen	Die Pro-Supinationsachse soll nach vorn gerichtet bleiben. Ein schmerzhafter Muskelhartspann darf nicht provoziert werden (evtl. schwächeres Band benutzen).

Ellenbogengelenk · Schultergelenk

Bewegungskomponenten/ Schaltstelle der Bewegung Abd/Add	Pronation Ext/ Supination Flex

Primärbeweger
- M. triceps brachii
- M. pronator teres/M. pronator quadratus
- M. deltoideus, Pars acromialis/spinalis

Synergisten
- M. latissimus dorsi
- M. infraspinatus
- M. teres minor

Ausgangsstellung   Endstellung

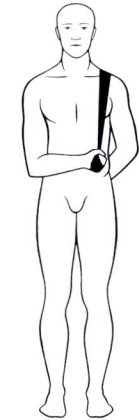 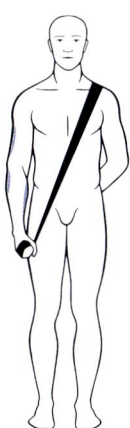

Trainingsziele: Verbesserung der Kraftausdauerfähigkeit der Primärbeweger. Funktionelle Integration der Pronation in das Streckmuster des Armes im Sinne der Stützfunktion unter aktiver Widerlagerung der weiterlaufenden Innenrotation im Schultergelenk.

Trainingsmethoden: 3
Stufen der Belastungsintensität: –

Anmerkung: Die vollständige Streckung des Ellenbogen und die Außenrotation des Oberarmes im Schultergelenk muß besonders beachtet werden.

Obere Extremität 6

Ellenbogengelenk · Schultergelenk

Bewegungskomponenten/ Schaltstelle der Bewegung	Supination Flex/ Pronation Ext Add/Abd
Primärbeweger	▸ M. supinator ▸ M. biceps brachii/M. brachialis ▸ M. pectoralis major, Pars sternalis ▸ M. coracobrachialis ▸ M. infraspinatus
Synergisten	▸ M. teres minor

Ausgangsstellung 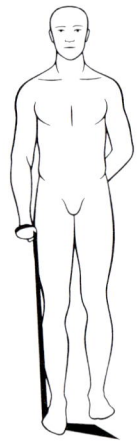   Endstellung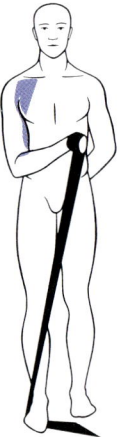

Trainingsziele	Verbesserung der Maximalkraft- oder Kraftausdauerfähigkeit der Primärbeweger. Funktionelle Integration der Supinationsbewegung in das diagonale Beugemuster des Armes.
Trainingsmethoden Stufen der Belastungsintensität	3 –
Anmerkung	Es muß darauf geachtet werden, daß gegen Ende der Supinationsbewegung keine zusätzliche Volarflexion im Handgelenk ausgeführt wird.

Daumensattelgelenk

Bewegungskomponenten/ Schaltstelle der Bewegung	Flex/Ext
Primärbeweger	▸ M. flexor pollicis longus ▸ M. adductor pollicis ▸ M. flexor pollicis brevis
Synergisten	▸ Mm. lumbricales manus ▸ Mm. interosseii

Ausgangsstellung 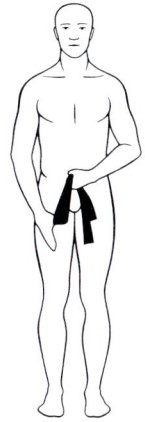   Endstellung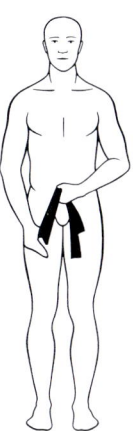

Trainingsziel	Verbesserung der Kraftausdauerfähigkeit der Daumenflexoren und -adduktoren im Sinne der lumbrikalen Griffunktion.
Trainingsmethoden	–
Stufen der Belastungsintensität	2
Anmerkung	Die Übung darf keinen muskulären Verspannungsschmerz der Primärbeweger verursachen.

7 Rumpf und Wirbelsäule

7.1 Statik der Wirbelsäule

Die Statik der Wirbelsäule und der Tonus ihrer Muskulatur stehen in enger Wechselbeziehung zueinander. Eine schlechte Statik der Wirbelsäule beeinflußt über die Mechano- und Nozizeptoren den Muskeltonus. Andererseits kann eine insuffiziente Haltemuskulatur die Statik der Wirbelsäule verändern.

Die Funktion eines hypertonen Muskels ist stark beeinträchtigt. Er verliert seine Fähigkeit zur maximalen Kontraktion und Dehnung. Dies ist schon nach wenigen Übungswiederholungen bei mäßigem Widerstand zu beobachten. Eine Veränderung der Statik führt zu einer lokalen Hypomobilität in einem oder mehreren Segmenten. Dies kann zur Störung des Faserverhältnisses zugunsten des slow-twitch-Anteils führen. Bei einer länger bestehenden, segmentalen Dysfunktion entwickelt sich eine Myotendiose (Hartspann). Die Behandlung des Hartspanns muß also durch Regulierung der Dysfunktion oder der Haltungsstörung erfolgen. Ein gezieltes selektives Training im Kraftausdauerbereich stärkt den Muskel und macht ihn so widerstandsfähiger gegen Myotendiosen. Ein hypertoner Muskel kann durch selektives Training mit einer Belastung von 75 % der Maximalkraft in zwei bis drei Serien seinen Grundtonus deutlich senken.

Die Funktion der beiden Muskelsysteme der Wirbelsäule sind voneinander abhängig. Ohne ein funktionierendes tonisches System kann die phasische Muskulatur kein Gelenk richtig bewegen. Umgekehrt wird die tonische Muskulatur hyperton, wenn die Gelenkstellung nicht mehr stimmt. Fazit: Die Muskeln müssen nach ihrer Funktionsweise trainiert werden.

Ein Beispiel: Belastet man die Wirbelsäule mit einer flexorisch wirkenden Kraft, soll gleichzeitig eine Rotation oder Lateralflexion gegen einen Widerstand ausgeführt werden. Man kann die Funktionseinheiten auch einzeln selektiv trainieren, indem man die transversospinalen Systeme segmental anspricht. Es ist sinnvoll, zuerst das transversospinale System zu trainieren, da es die physiologische Arthrokinematik der Wirbelbogengelenke sicherstellt. Die Belastung bewegt sich zwischen 30 und 40 Wiederholungen, d. h. im Trainingsbereich der Kraftausdauerqualität. Je feiner die Widerstände sind, desto genauer kann die segmentale Funktion angesprochen werden. Größere Widerstände erfordern mehr Muskulatur, um die Bewegung auszuführen, was häufig zur Folge hat, daß das transversospinale System übergangen wird.

Die Haltemuskulatur hat folgende Aufgaben zu erfüllen: Stabilität der Wirbelsäule gegen die Schwerkraft, Ausführen von zielgerichteter Bewegung und Unterstützung der Motorik der Extremitäten. Hierzu ist eine ausreichende Dehnfähigkeit der Haltemuskulatur erforderlich. In der statischen Haltearbeit spielt die Dauerleistungsfähigkeit eine entscheidende Rolle. Bei der dynamischen Muskelarbeit sind Eigenschaften wie maximale Kontraktions-, Dauerleistungs- und Schnellkraftfähigkeit, Dehnbarkeit sowie Geschicklichkeit bestimmend. Dementsprechend müssen die verschiedenen Funktionen differenziert trainiert werden. Das Training der Kraftausdauerfähigkeit setzt ein gewisses Maß an Grundkraft voraus; die Maximalkraft stellt also eine wichtige Basis dar.

7.2 Kraft-Tests

Vor den Testübungen steht die klinische Untersuchung der Wirbelsäule, um Kontraindikationen festzustellen. Sie äußern sich als lokale Schmerzen, evtl. mit Ausstrahlung in die Peripherie, Schwindel oder Übelkeit. Bei der Durchführung der Übungen ist in erster Linie auf die Ausführungen und in zweiter Linie auf die Wiederholungszahl zu achten. Ein Abbruch erfolgt, wenn nach zweimaliger Korrektur durch den Therapeuten keine korrekte Bewegungsausführung mehr möglich ist.

Die Qualität der Bewegung gibt Aufschluß über die Koordinationsfähigkeit der Muskulatur, evtl. auch über nicht mobile Segmente. Die Wiederholungszahlen informieren über die Leistungsfähigkeit der beteiligten Muskeln. Diese Faktoren bestimmen das Trainingsniveau und die Kraftart, die aber nach einiger Zeit wieder aktualisiert werden müssen. Die Testübungen eignen sich auch als eigentliches Übungsprogramm.

Rumpf und Wirbelsäule 7

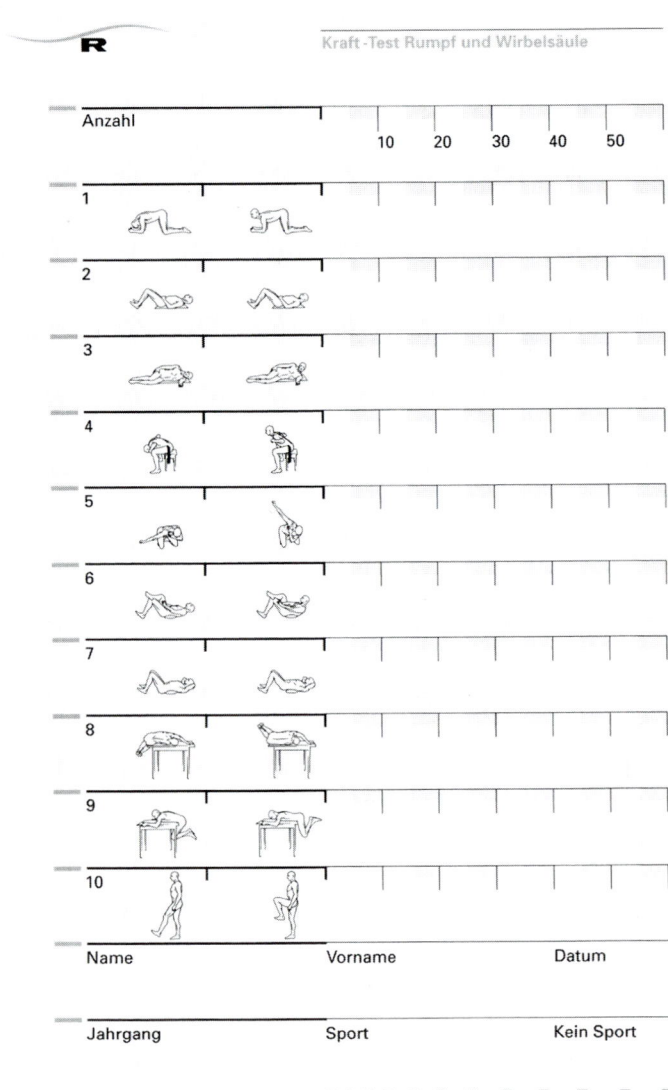

Tab. 8: Anzahl der Wiederholungen – Normwerte*

Testübung für Rumpf und Wirbelsäule	1	2	3	4	5	6	7	8	9	10
Wiederholungen	> 50	18	23	23	25	15	22	20	20	22

* Wiederholungszahlen für einen 20jährigen Mann (= 100%). Normwerte in % der angegebenen Wiederholungszahlen;
für Männer: 30 J. = 90%, 40 J. = 75%, 60 J. = 50%;
für Frauen: 20 J. = 80%, 30 J. = 70%, 40 J. = 55%, 60 J. = 30%

7

Kopfgelenke · Halswirbelsäule

Bewegungskomponenten/ Schaltstelle der Bewegung	Reklination/Inklination Ext/Flex
Primärbeweger	▸ tiefe Nackenmuskulatur ▸ M. semispinalis capitis cervicis ▸ Mm. multifidii ▸ M. spinalis capitis/cervicis ▸ M. splenius capitis/cervicis ▸ M. longissimus capitis/cervicis ▸ Mm. interspinales cervicis

Ausgangsstellung　　　　　　　　Endstellung

Testung	der Kraftausdauerfähigkeit der Primärbeweger und ihrer intermuskulären Koordinationsfähigkeit (Bewegungsstereotyp) unter Hubbelastung während maximaler Streckung in Kopf- und Halswirbelgelenken.

Kopfgelenke · Halswirbelsäule

Bewegungskomponenten/ Schaltstelle der Bewegung	Inklination/Reklination dynam. Stabilisation
Primärbeweger	▸ M. rectus capitis anterior/lateralis ▸ M. longus colli/capitis ▸ M. scalenus anterior ▸ M. mylohyoideus ▸ M. sternohyoideus ▸ M. omohyoideus
Synergisten	▸ M. sternocleidomastoideus

Ausgangsstellung 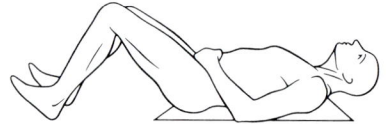   Endstellung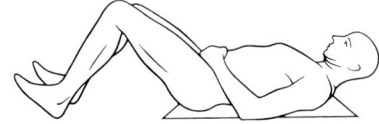

Testung — der Relativkraft der Primärbeweger und ihrer intermuskulären Koordinationsfähigkeit (Bewegungsstereotyp) unter Hubbelastung während maximaler Inklination in den Kopfgelenken.

Kopfgelenke · Halswirbelsäule

Bewegungskomponenten/ Schaltstelle der Bewegung	Lateralflex re (li) Lateralflex re (li)
Primärbeweger	▸ Mm. intertransversarii ant./post. cervicis re (li) ▸ M. longissimus capitis/cervicis re (li) ▸ M. rectus capitis post. major re (li) ▸ M. obliquus capitis sup./inf. re (li) ▸ M. longus colli/capitis re (li) ▸ M. splenius capitis/cervicis re (li)
Synergisten	▸ M. trapezius/Mm. scalenii/M. levator scapulae re (li)

Ausgangsstellung   Endstellung

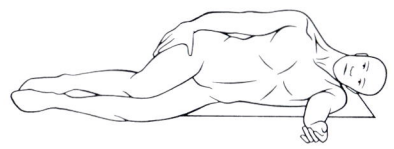
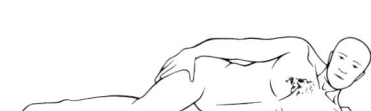

Testung	der Relativkraft der Primärbeweger und ihrer intermuskulären Koordinationsfähigkeit (Bewegungsstereotyp) unter Hubbelastung während maximaler Lateralflexion in Kopf- und Halswirbelgelenken.

Brustwirbelsäule

Bewegungskomponenten/ Schaltstelle der Bewegung	Ext/Flex
Primärbeweger	▸ thorakales Transversospinalsystem ▸ thorakales Spinospinalsystem ▸ thorakales Sakrospinalsystem ▸ Mm. levatores costarum breves/longi ▸ M. splenius cervicis
Synergisten	▸ M. trapezius/M. latissimus dorsi ▸ M. obliquus internus abdominis

Ausgangsstellung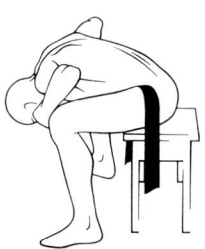

Endstellung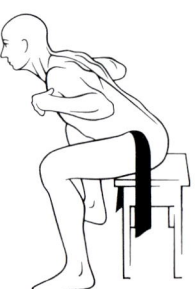

Testung	der Kraftausdauerfähigkeit der Primärbeweger und ihrer bilateralen Streckaktivität in bezug auf die frontale Symmetrie.

Wirbelsäule

Bewegungskomponenten/ Schaltstelle der Bewegung	Rotation re (li)
Primärbeweger	▸ lumbales/thorakales Transversospinalsystem li (re) ▸ M. obliquus externus abdominis li (re) ▸ M. obliquus internus abdominis re (li) ▸ M. transversus abdominis re (li) ▸ M. serratus posterior inferior re (li)
Synergisten	▸ M. erector spinae ▸ M. latissimus dorsi/M. trapezius re (li)

Ausgangsstellung 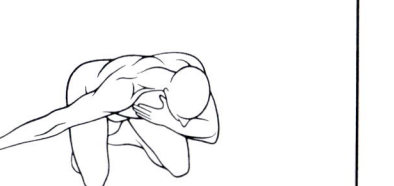   Endstellung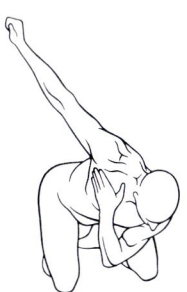

Testung	der dynamischen Stabilisationsfähigkeit der Wirbelsäule in Extension unter horizontaler Hubbelastung und gleichzeitiger axial-rotatorischer Aktivität ihrer Primärbeweger.

Wirbelsäule

Bewegungskomponenten/ Schaltstelle der Bewegung	Flex/Ext Rotation re (li)
Primärbeweger	▶ M. obliquus externus abdominis li (re) ▶ M. obliquus internus abdominis re (li) ▶ M. transversus abdominis li (re) ▶ M. rectus abdominis
Synergisten	▶ M. pectoralis major

Ausgangsstellung   Endstellung

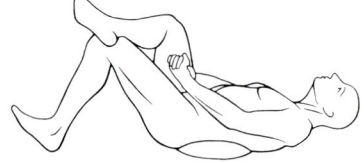 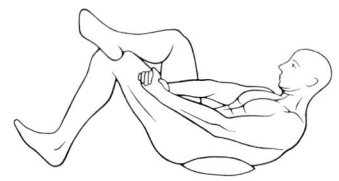

Testung	der Kraftausdauerfähigkeit der Primärbeweger und deren partiellen Verkürzungseigenschaften in bezug auf die Primärbeweglichkeit.

Lendenwirbelsäule

Bewegungskomponenten/ Schaltstelle der Bewegung	Flex/Ext
Primärbeweger	▸ M. rectus abdominis ▸ M. transversus abdominis ▸ M. obliquus externus abdominis ▸ M. obliquus internus abdominis
Synergisten	▸ M. glutaeus maximus

Ausgangsstellung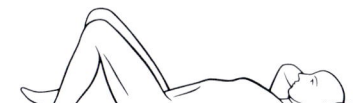

Endstellung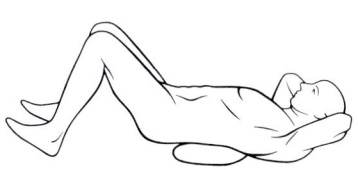

Testung: der Kraftausdauerfähigkeit der Primärbeweger und der partiellen Innervationsfähigkeit des M. rectus abdominis zwischen Symphyse und der Intersectio tendinea III (Unterbauch). Mit den Fersen nicht auf die Unterlage drücken.

Lendenwirbelsäule

Bewegungskomponenten/ Schaltstelle der Bewegung	Lateralflex li (re)
Primärbeweger	▶ Mm. intertransversarii laterales et mediales lumborum/thoracis li (re) ▶ lumbales (thorakales) Transversospinalsystem li (re) ▶ lumbales (thorakales) Sakrospinalsystem li (re) ▶ M. quadratus lumborum li (re) ▶ M. serratus posterior inferior li (re)
Synergisten	▶ M. obliquus internus/externus abdominis li (re) ▶ M. rectus abdominis/M. transversus abdominis re (li)

Ausgangsstellung   Endstellung

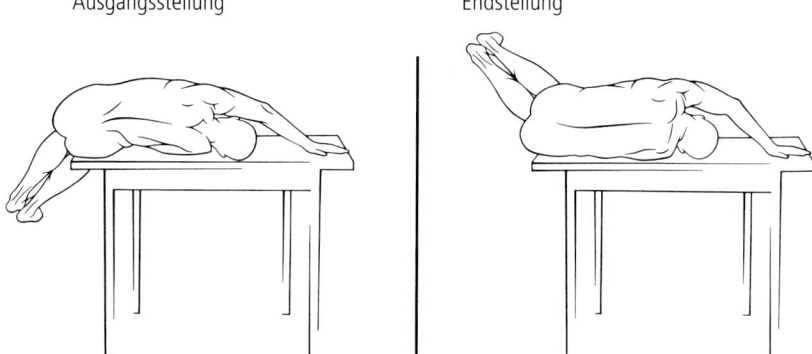

Testung	der Relativkraft der Primärbeweger und deren intermuskulärer Koordinationsfähigkeit mit ihren Synergisten in bezug auf die Primärbeweglichkeit.

Lendenwirbelsäule

Bewegungskomponenten/ Schaltstelle der Bewegung	Ext/Flex
Primärbeweger	▸ Mm. interspinales lumborum ▸ lumbales Transversospinalsystem ▸ M. longissimus lumborum (thoracis) ▸ M. iliocostalis lumborum (thoracis) ▸ M. serratus posterior inferior
Synergisten	▸ M. psoas major ▸ M. latissimus dorsi

Ausgangsstellung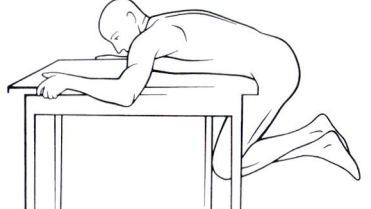

Endstellung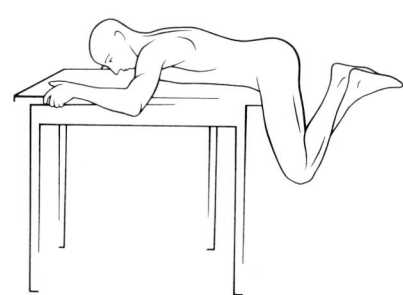

Testung	der Kraftausdauerfähigkeit und der intermuskulären Koordination (Bewegungsstereotyp) der Primärbeweger unter Hubbelastung in bezug auf die Primärbeweglichkeit.

Rumpf und Wirbelsäule

Hüftgelenk re (li)

Bewegungskomponenten/ Schaltstelle der Bewegung	Flex/Ext
Primärbeweger	▶ M. psoas major/minor li (re) ▶ M. iliacus li (re) ▶ M. rectus femoris li (re) ▶ M. tensor fasciae latae li (re)
Synergisten	▶ M. glutaeus maximus li (re) ▶ M. rectus abdominis/M. transversus abdominis ▶ M. quadratus lumborum li (re)

Ausgangsstellung   Endstellung

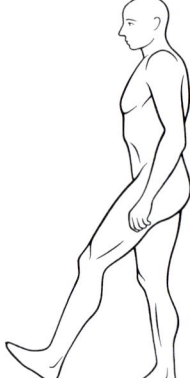   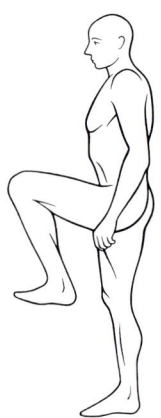

Testung	der Kraftausdauer der Primärbeweger und der Fähigkeit ihrer Synergisten, das Becken im Hüftgelenk des Standbeines gegen flexorische und extensorische innere Drehmomente dynamisch stabilisieren zu können.

7.3 Übungsprogramm

Für die Halswirbelsäule eignet sich vorzugsweise das rote und grüne Thera-Band. Eine Badenmütze verhindert das Abrutschen des Gummibandes am Haaransatz. Das Fixationsband wird auf Kopfhöhe im Türrahmen eingeklemmt, um dem Thera-Band die richtige Zugrichtung zu geben. Für die Brust- und Lendenwirbelsäule wird das rote, blaue oder schwarze Band verwendet. Eine deutliche Ermüdung der beanspruchten Muskulatur (bei vorgegebener Wiederholungszahl) erreicht man durch die richtige Wahl der Bandstärke. Anderenfalls ist eine andere Farbe zu wählen oder das Band muß mehr vorgespannt werden.

Das Übungsprogramm soll Lösungsvorschläge aufzeigen, wie die vielfältigen funktionellen Probleme der Wirbelsäule angegangen werden können. Der Phantasie des Therapeuten sind dabei keine Grenzen gesetzt. Anpassungen der Übungen an die statischen und konstitutionellen Gegebenheiten der Patienten sind selbstverständlich.

Bei den folgenden Rehatrain-Übungen können einzelne Angaben zur Trainingsmethode oder -intensität fehlen. Sie wurden bewußt weggelassen, wenn die Übung

- *primär therapeutisch interpretiert wird (Mobilisation, Innervation u. a. m.)*
- *bradytrophe Strukturen in ihrer „Belastungslinie" stimuliert werden sollen*
- *allfällige Bewegungsschmerzen eine Bewegungsmodifikation erfordern*
- *die Neigung zu pathomechanischen Störungen erhöht ist.*

Kopfgelenke · Halswirbelsäule

Bewegungskomponenten/ Schaltstelle der Bewegung	Lateralflex re (dynam. Stabilisation)
Primärbeweger	▸ M. rectus capitis posterior major/minor re ▸ M. obliquus capitis inferior/superior re ▸ zervikales Transversospinalsystem re ▸ zervikales Sakrospinalsystem re ▸ M. splenius cervicis/capitis re ▸ Mm. intertransversarii cervicis re ▸ Mm. scalenii/M. sternocleidomastoideus/M. trapezius re
Synergisten	▸ prävertebrale Halsmuskulatur

Ausgangsstellung   Endstellung

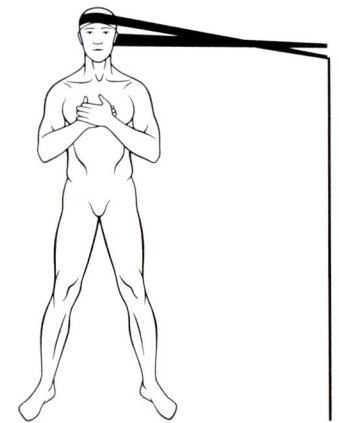 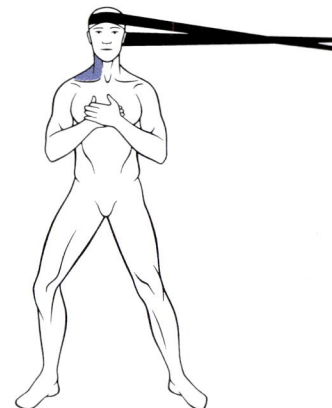

Trainingsziel	Verbesserung der dynamischen Stabilisationsfähigkeit der Halswirbelsäule im Stehen unter zunehmendem lateral-flexorischem Widerstand.
Trainingsmethoden	6
Stufen der Belastungsintensität	2
Anmerkung	Der zunehmende lateral-flexorische Widerstand wird durch die standortkonstante räumliche Verlagerung der vertikal stabilisierten Körperlängsachse nach rechts aufgebaut.

Kopfgelenke · Halswirbelsäule

Bewegungskomponenten/ Schaltstelle der Bewegung	Ext (dynam. Stabilisation)
Primärbeweger	▶ M. rectus capitis posterior major/minor ▶ M. obliquus capitis inferior/superior ▶ zervikales Transversospinalsystem ▶ zervikales Sakrospinalsystem ▶ M. splenius cervicis/capitis ▶ Mm. interspinales cervicis ▶ M. spinalis capitis/cervicis
Synergisten	▶ prävertebrale Halsmuskulatur

Ausgangsstellung   Endstellung

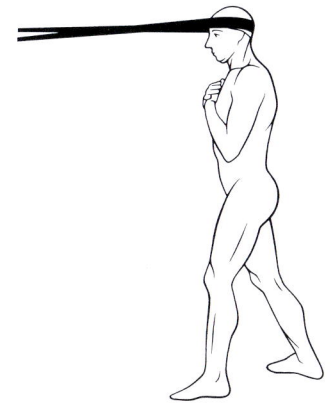 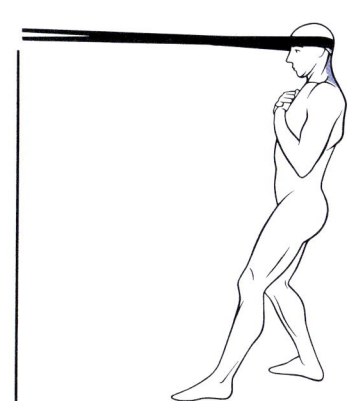

Trainingsziel	Verbesserung der dynamischen Stabilisationsfähigkeit der Halswirbelsäule im Stehen unter zunehmendem extensorischem Widerstand.
Trainingsmethoden	6
Stufen der Belastungsintensität	–
Anmerkung	Der zunehmende extensorische Widerstand wird durch die standortkonstante räumliche Verlagerung der vertikal stabilisierten Körperlängsachse nach hinten aufgebaut.

Kopfgelenke · Halswirbelsäule

Bewegungskomponenten/ Schaltstelle der Bewegung	Flex (dynam. Stabilisation)
Primärbeweger	▶ M. rectus capitis anterior/lateralis ▶ M. longus colli/capitis ▶ M. scalenus anterior ▶ M. sternothyroideus ▶ M. sternocleidomastoideus
Synergisten	▶ M. digastricus, Venter anterior ▶ M. sternohyoideus ▶ M. thyrohyoideus

Ausgangsstellung   Endstellung

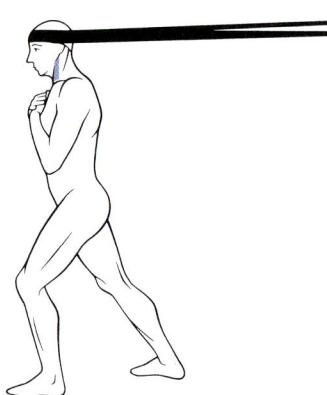

Trainingsziel	Verbesserung der dynamischen Stabilisationsfähigkeit der Halswirbelsäule im Stehen unter zunehmendem flexorischem Widerstand.
Trainingsmethoden	6
Stufen der Belastungsintensität	–
Anmerkungen	Der zunehmende flexorische Widerstand wird durch die standortkonstante räumliche Verlagerung der vertikal stabilisierten Körperlängsachse nach vorn aufgebaut.

7

Halswirbelsäule

Bewegungskomponenten/ Schaltstelle der Bewegung	Ext/Flex
Primärbeweger	▸ Mm. interspinales cervicis ▸ Zervikales Transversopinalsystem Zervikales Sakrospinalsystem ▸ M. spinalis cervicis/capitis ▸ M. splenius cervicis/capitis
Synergisten	▸ prävertebrale Halsmuskulatur

Ausgangsstellung · Endstellung

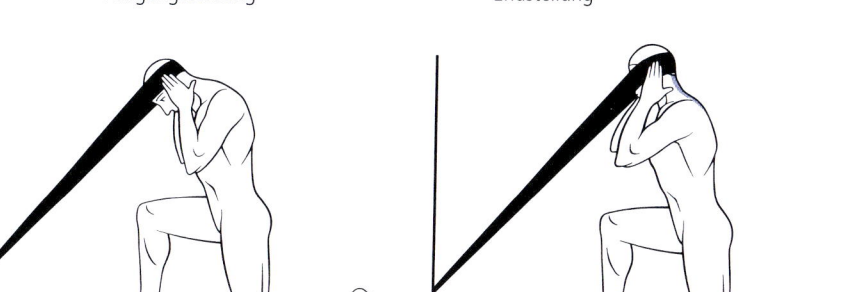

Trainingsziel	Verbesserung der Kraftausdauerfähigkeit der Primärbeweger im Streckmuster der Halswirbelsäule bei extensorisch stabilisierter Brust- und Lendenwirbelsäule.
Trainingsmethoden	1 / 3
Stufen der Belastungsintensität	1 / 2 / 3
Anmerkungen	Die dynamische Stabilisation der Brustwirbelsäule muß garantiert sein. Die Hände sichern das Gummiband seitlich am Kopf.

Kopfgelenke

Bewegungskomponenten/ Schaltstelle der Bewegung	Reklination/Inklination
Primärbeweger	▸ M. rectus capitis posterior major/minor ▸ M. obliquus capitis superior/inferior ▸ M. semispinalis capitis ▸ M. splenius capitis ▸ M. longissimus capitis ▸ M. spinalis capitis
Synergisten	▸ prävertebrale Halsmuskulatur

Ausgangsstellung

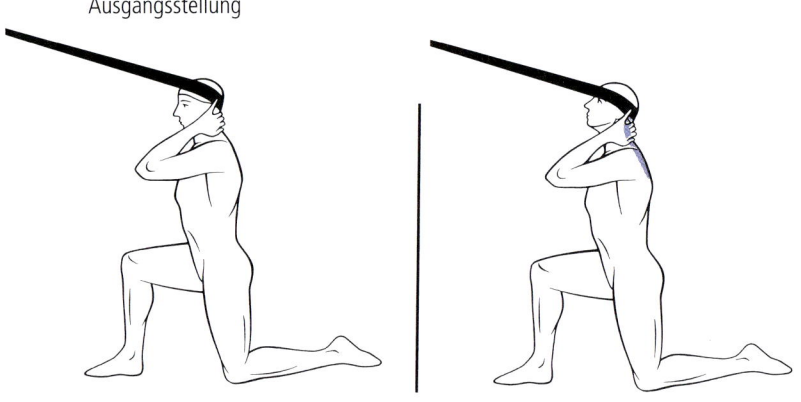

Trainingsziel	Verbesserung der Kraftausdauerfähigkeit der Primärbeweger bei passiv unterstützter Stabilisation der Halswirbelsäule.
Trainingsmethoden	1 / 3
Stufen der Belastungsintensität	1 / 2
Anmerkung	Die im Nacken verschränkten Hände sorgen für eine Fixation der Halswirbelsäule in Null-Stellung.

Kopfgelenke

Bewegungskomponenten/ Schaltstelle der Bewegung	Inklination/Reklination
Primärbeweger	▸ M. rectus capitis anterior/lateralis ▸ M. longus capitis ▸ M. digastricus, Venter anterior ▸ M. stylohyoideus
Synergisten	▸ M. thyrohyoideus ▸ M. omohyoideus ▸ M. longus colli

Ausgangsstellung　　　　　　　　　　Endstellung

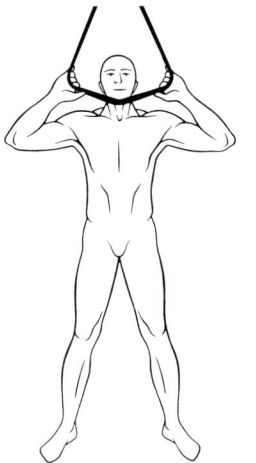
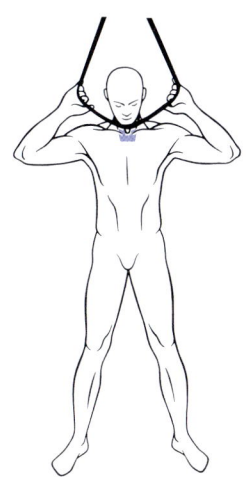

Trainingsziel	Innervationsschulung der Primärbeweger zur Verbesserung der ventralen Stabilisationsfähigkeit der Halswirbelsäule.
Trainingsmethoden	1 / 3
Stufen der Belastungsintensität	1 / 2
Anmerkungen	Ein translatorisches Ausweichen des Kopfes nach vorn muß während der Inklination vermieden werden. Die Stabilisation der Brustwirbelsäule in Extension muß garantiert sein.

Kopfgelenke · Obere Halswirbelsäule · Untere Halswirbelsäule

Bewegungskomponenten/ Schaltstelle der Bewegung	Inklination/Reklination Flex/Ext Ext/Flex
Primärbeweger	▸ M. rectus capitis anterior/lateralis ▸ M. longus capitis/colli ▸ M. spinalis capitis/cervicis ▸ M. longissimus capitis/cervicis ▸ M. splenius capitis/cervicis ▸ tiefes zervikales Transversospinalsystem
Synergisten	▸ kraniale/kaudale Zungenbeinmuskulatur ▸ M. sternocleidomastoideus

Ausgangsstellung 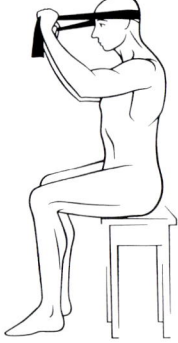 Endstellung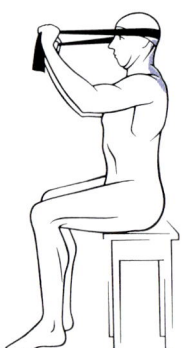

Trainingsziel	Verbesserung der intermuskulären Koordination der ventralen und dorsalen Halsmuskulatur unter extensorischem Widerstand.
Trainingsmethoden Stufen der Belastungsintensität	3 / 6 2
Anmerkungen	Die Stabilisation der Brustwirbelsäule in Extension muß garantiert sein. Der Abstand der Hände voneinander ist deutlich größer als die Schulterbreite.

Kopfgelenke

Bewegungskomponenten/ Schaltstelle der Bewegung	Reklination/Inklination
Primärbeweger	▸ M. rectus capitis posterior major/minor ▸ M. obliquus capitis superior/inferior ▸ M. semispinalis capitis ▸ M. splenius capitis ▸ M. longissimus capitis ▸ M. spinalis capitis
Synergisten	▸ M. longus colli ▸ kraniale Zungenbeinmuskulatur

Ausgangsstellung   Endstellung

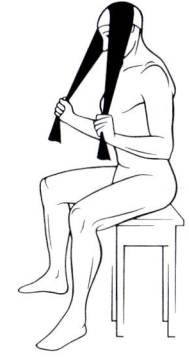 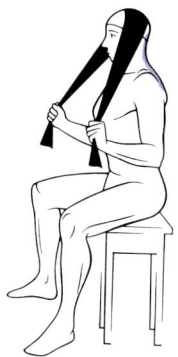

Trainingsziel	Innervationsschulung der subokzipitalen Muskulatur aus maximaler Dehnlage unter Kontrolle der prävertebralen Halsmuskulatur im Sinne der aktiven Widerlagerung.
Trainingsmethoden	3
Stufen der Belastungsintensität	1 / 2
Anmerkung	Die dynamische Stabilisation der Hals- und Brustwirbelsäule muß garantiert sein.

Halswirbelsäule

Bewegungskomponenten/ Schaltstelle der Bewegung	Lateralflex re (li)
Primärbeweger	▸ M. rectus capitis anterior/lateralis re ▸ M. rectus capitis posterior major/minor re ▸ M. obliquus capitis superior re ▸ Mm. intertransversarii cervicis re ▸ M. splenius capitis/cervicis re ▸ Mm. scalenii/M. trapezius re ▸ M. sternocleidomastoideus re

Ausgangsstellung 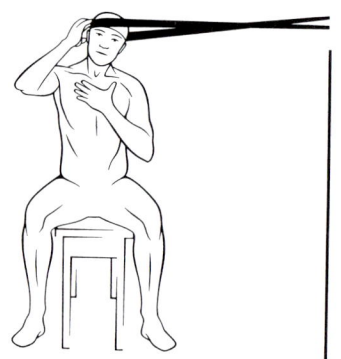   Endstellung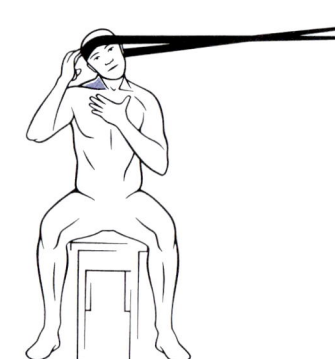

Trainingsziel	Verbesserung der Kraftausdauerfähigkeit der Primärbeweger über die Schulung der intermuskulären Koordination zwischen autochthoner und heterochthoner Rückenmuskulatur.
Trainingsmethoden	3
Stufen der Belastungsintensität	1 / 2
Anmerkung	Die dynamische Stabilisation der Brustwirbelsäule in Extension muß garantiert sein.

Kopfgelenke · Halswirbelsäule

Bewegungskomponenten/ Schaltstelle der Bewegung	Rotation re (li) Rotation re (li)
Primärbeweger	▶ M. obliquus capitis inferior re ▶ Mm. rotatores longi/breves li ▶ Mm. multifidii li ▶ M. splenius capitis/cervicis re ▶ M. sternocleidomastoideus re
Synergisten	▶ M. trapezius/Mm. scalenii re ▶ M. rectus capitis posterior major re

Ausgangsstellung
Endstellung

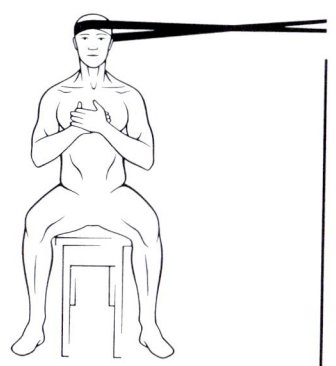
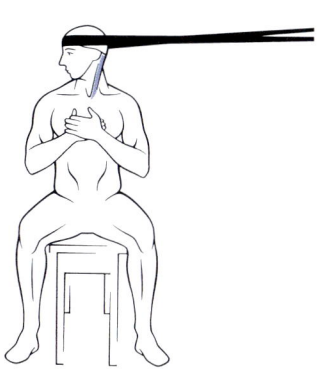

Trainingsziel	Verbesserung der axialen Rotationsfunktion von Kopf- und Halswirbelgelenken unter lateral-flexorischer Belastung.
Trainingsmethoden	–
Stufen der Belastungsintensität	1
Anmerkungen	Mit der Kopfdrehung soll die individuelle Rotationstoleranz ausgeschöpft werden. Der Brustkorb darf dabei nicht von der Rotation erfaßt werden.

Kopfgelenke · Halswirbelsäule

Bewegungskomponenten/ Schaltstelle der Bewegung	Rotation re (li) Rotation re (li)
Primärbeweger	▶ M. rectus capitis posterior major re ▶ M. obliquus capitis inferior re ▶ Mm. rotatores longi/breves li ▶ Mm. multifidii li ▶ M. splenius capitis/cervicis re ▶ M. sternocleidomastoideus/M. trapezius li
Synergisten	▶ prävertebrale Halsmuskulatur

Ausgangsstellung   Endstellung

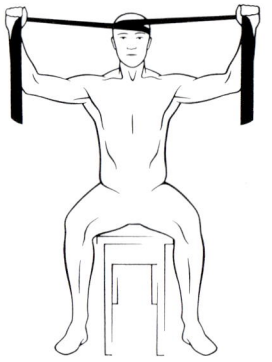   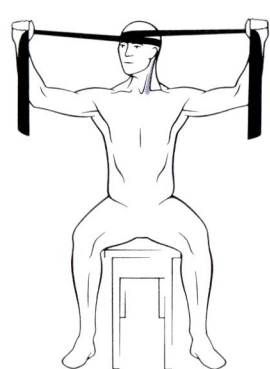

Trainingsziel	Verbesserung der Kraftausdauerfähigkeit der Primärbeweger unter Ausschöpfung des maximalen rotatorischen Bewegungsausmaßes.
Trainingsmethoden	3
Stufen der Belastungsintensität	1 / 2
Anmerkung	Der Kopf muß in die vertikal stehende Körperlängsachse eingeordnet bleiben.

Kopfgelenke · Halswirbelsäule

Bewegungskomponenten/ Schaltstelle der Bewegung	Rotation re (li) Rotation re (li)
Primärbeweger	▶ M. obliquus capitis inferior re/li ▶ Mm. rotatores longi/breves li/re ▶ Mm. multifidii li/re ▶ M. splenius capitis/cervicis re/li ▶ M. sternocleidomastoideus/M. trapezius li/re
Synergisten	▶ prävertebrale Halsmuskulatur ▶ M. rectus capitis posterior major re/li

Ausgangsstellung   Endstellung

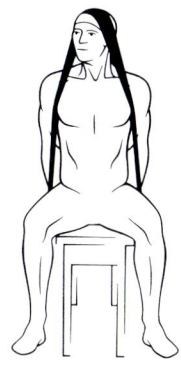 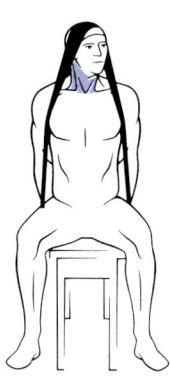

Trainingsziel	Verbesserung der Rotationsfunktion von Kopf- und Halswirbelgelenken über die Schulung der intermuskulären Koordination der Primärbeweger unter axialer Kompression der Wirbelsäule.
Trainingsmethoden	–
Stufen der Belastungsintensität	2
Anmerkung	Gleichsinnig weiterlaufende Bewegungen auf den Brustkorb müssen durch aktive Widerlagerung verhindert werden.

Kopfgelenke

Bewegungskomponenten/ Schaltstelle der Bewegung	Rotation re (li)
Primärbeweger	▸ M. rectus capitis posterior major re/li ▸ M. obliquus capitis inferior re/li ▸ M. splenius capitis re/li ▸ M. sternocleidomastoideus li/re
Synergisten	▸ M. trapezius li/re

Ausgangsstellung   Endstellung

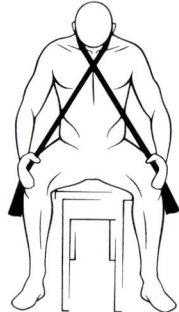 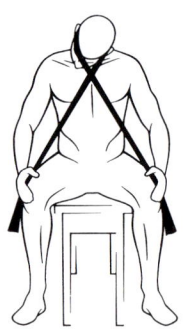

Trainingsziele	Verbesserung der Rotationsfunktion der Kopfgelenke bei flexorisch verriegelter Stellung der Halswirbelsäule und Schulung der adäquaten Innervation der subokzipitalen Muskulatur.
Trainingsmethoden	–
Stufen der Belastungsintensität	2
Anmerkungen	Das Kinn wird so nahe wie möglich am Brustkorb entlanggeführt; dazu muß die maximal mögliche Flexion der Halswirbelsäule beibehalten werden.

Brustwirbelsäule · Halswirbelsäule · Kopfgelenke

Bewegungskomponenten/ Schaltstelle der Bewegung	Ext/Flex Flex/Ext Inkl/Rekl
Primärbeweger	▸ thorakales Transversospinalsystem ▸ thorakales Sakrospinalsystem ▸ M. longus capitis/colli
Synergisten	▸ Zungenbeinmuskulatur ▸ M. trapezius, Pars ascendens

Ausgangsstellung   Endstellung

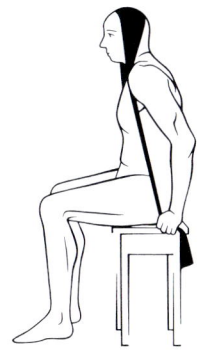 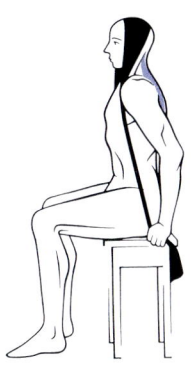

Trainingsziele	Dynamische Aufrichtung der Wirbelsäule im Sitz unter Überwindung der axialen Kompressionskraft. Verbesserung der intermuskulären Koordinationsfähigkeit zur simultanen Streckung von Hals- und Brustwirbelsäule.
Trainingsmethoden	–
Stufen der Belastungsintensität	2
Anmerkungen	Der elastische Widerstand ist so zu wählen, daß nach Erreichen der geforderten Widerholungszahl noch keine muskuläre Ermüdung eintritt. Bei Schmerzen oder Gefühlsstörungen in den Armen ist die Übung sofort abzubrechen.

Brustwirbelsäule

Bewegungskomponenten/ Schaltstelle der Bewegung	Ext/Flex
Primärbeweger	▸ thorakales Transversospinalsystem ▸ M. spinalis thoracis ▸ M. longissimus thoracis ▸ M. iliocostalis thoracis
Synergisten	▸ M. trapezius, Pars descendens/transversa ▸ M. deltoideus

Ausgangsstellung   Endstellung

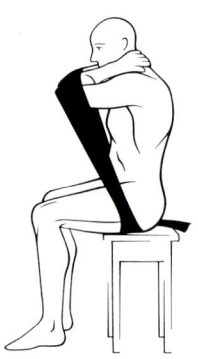 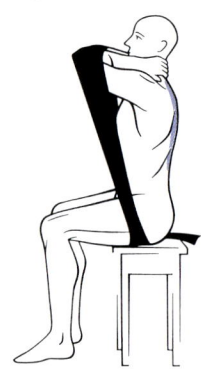

Trainingsziel	Verbesserung der Kraftausdauerfähigkeit der Primärbeweger über eine konzentrierte Streckaktivität zur Überwindung des vom Lastarm bestimmten Widerstandes.
Trainingsmethoden	3
Stufen der Belastungsintensität	2 / 3
Anmerkungen	Der „humero-skapuläre Winkel" darf sich während der Aufrichtung nur unwesentlich verändern. Die im Nacken verschränkten Hände sorgen für eine passive Fixation der Halswirbelsäule in Null-Stellung.

Schultergelenke · Wirbelsäule · Hüft-/Kniegelenk

Bewegungskomponenten/ Schaltstelle der Bewegung	Flex/Ext Ext (dynam. Stabilisation) Flex/Ext
Primärbeweger	▸ M. deltoideus/M. supraspinatus ▸ thorakales Spinospinalsystem ▸ thorakales/lumbales Sakrospinalsystem ▸ thorakales/lumbales Transversospinalsystem ▸ M. glutaeus maximus/tiefe Gesäßmuskulatur li/re ▸ M. quadriceps femoris li/re
Synergisten	▸ M. latissimus dorsi/M. trapezius

Ausgangsstellung Endstellung

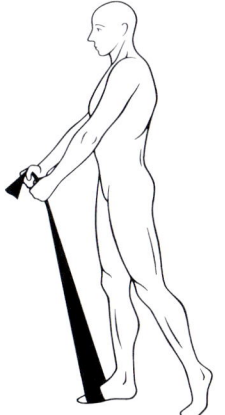 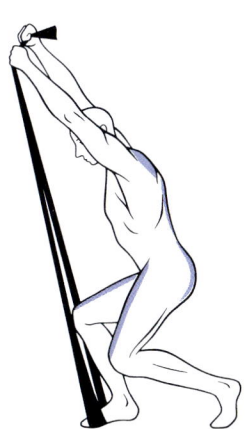

Trainingsziel	Verbesserung der Maximalkraftfähigkeit der Primärbeweger über eine Bückvariante mit zunehmender Hubbelastung durch den variablen Armhebel.
Trainingsmethoden	3
Stufen der Belastungsintensität	2
Anmerkungen	Das zunehmende flexorische Drehmoment auf die Brustwirbelsäule muß durch die thorakalen Extensoren kompensiert werden. Eine Außenrotation des Beckens im Hüftgelenk des Standbeines muß vermieden werden. Das Knie darf die Fußspitze räumlich nicht übertragen.

Brustwirbelsäule · Lendenwirbelsäule

Bewegungskomponenten/ Schaltstelle der Bewegung	Lateralflex re/li Lateralflex re/li
Primärbeweger	▸ Mm. intertransversarii thoracis/lumborum re/li ▸ M. spinalis thoracis re/li ▸ M. longissimus thoracis/lumborum re/li ▸ M. iliocostalis thoracis/lumborum re/li ▸ M. quadratus lumborum re/li ▸ M. obliquus externus/internus abdominis re/li
Synergisten	▸ M. trapezius/M. deltoideus

Ausgangsstellung   Endstellung

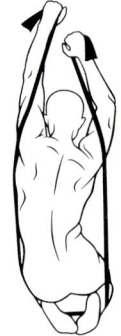 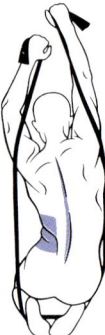

Trainingsziele	Verbesserung der Kraftausdauerfähigkeit der Primärbeweger mittels alternierender konkavseitiger Kontraktion. Training der lateralflexorischen Beweglichkeit durch Optimierung der reziproken Hemmfähigkeit der kontralateralen Seite.
Trainingsmethoden	3
Stufen der Belastungsintensität	2 / 3
Anmerkung	Die Seitneigung wird auf Höhe des unteren Rippenbogens durch eine Drehpunktverschiebung eingeleitet und durch die nach oben strebende Hand verstärkt.

Wirbelsäule

Bewegungskomponenten/ Schaltstelle der Bewegung	Rotation li/re
Primärbeweger	▸ thorakales/lumbales Transversospinalsystem ▸ M. obliquus externus abdominis ▸ M. obliquus internus abdominis
Synergisten	▸ Sakrospinalsystem ▸ Spinospinalsystem ▸ M. latissimus dorsi ▸ M. trapezius, Pars transversa

Ausgangsstellung Endstellung

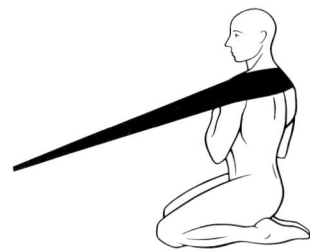
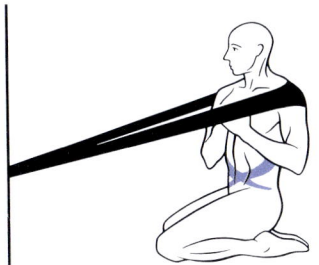

Trainingsziele	Verbesserung der Kraftausdauerfähigkeit der langen Rückenmuskeln über ihre extensorische Haltefunktion und der rotatorischen Beweglichkeit über die Bewegungsfunktion der kurzen Rückenmuskeln und ihrer Synergisten.
Trainingsmethoden	1 / 3 / 9
Stufen der Belastungsintensität	2 / 3
Anmerkungen	Die Rotationen des Brustkorbes müssen in der Halswirbelsäule aktiv widerlagert werden. Zur Erhöhung der muskulären Aktivität kann die Übung zunehmend dynamisch-schnell(er) ausgeführt werden. Die Bandführung kann auch nur einseitig um den Oberarm und Thorax geführt werden, um das rotatorische Drehmoment zu erhöhen.

Wirbelsäule

Bewegungskomponenten/ Schaltstelle der Bewegung	Rotation re (li)
Primärbeweger	▶ M. obliquus externus abdominis li (re) ▶ M. obliquus internus abdominis re (li)
Synergisten	▶ M. transversus abdominis ▶ thorakales/lumbales Transversospinalsystem ▶ M. quadratus lumborum re (li) ▶ M. latissimus dorsi re (li) ▶ M. pectoralis major li (re)

Ausgangsstellung   Endstellung

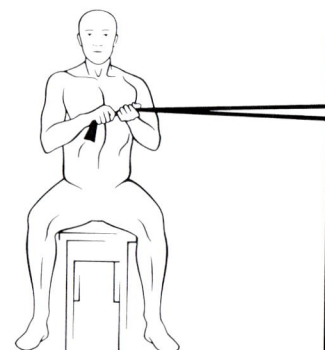
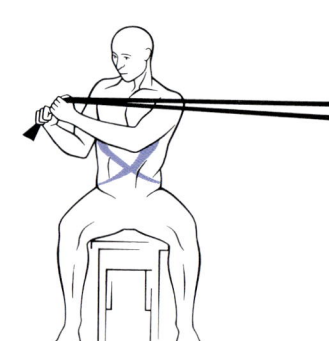

Trainingsziel	Verbesserung der Maximalkraftfähigkeit der Primärbeweger im Funktionsmuster der Rumpfrotation unter segmentkontrollierter Aktivität der kurzen Rückenmuskeln.
Trainingsmethoden	3
Stufen der Belastungsintensität	2 / 3
Anmerkungen	Die Zugphase darf dynamisch-schnell(er) ausgeführt werden, während die exzentrische Phase dynamisch-langsam zu erfolgen hat. Intensivierung der rotatorischen Verschraubungsaktivität durch kurzes Halten der Endstellung.

Brustwirbelsäule

Bewegungskomponenten/Schaltstelle der Bewegung	Rotation re/li
Primärbeweger	▸ thorakales/lumbales Transversospinalsystem ▸ M. obliquus externus abdominis ▸ M. obliquus internus abdominis
Synergisten	▸ Sakrospinalsystem ▸ Spinospinalsystem

Ausgangsstellung   Endstellung

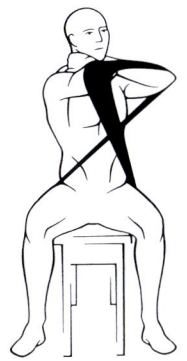 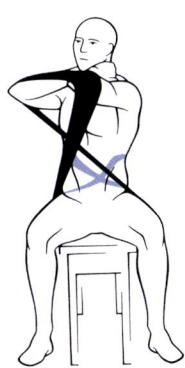

Trainingsziel	Schulung der intermuskulären Koordination zwischen kurzen Rückenmuskeln und ventraler Rumpfmuskulatur unter statischer Kraftausdauerleistung der langen Rückenmuskeln im Sinne der dynamischen Stabilisation der Wirbelsäule.
Trainingsmethoden	3
Stufen der Belastungsintensität	2
Anmerkungen	Die Oberarme bleiben horizontal ausgerichtet und der Abstand der Ellenbogen ist größer als derjenige der Schultergelenke. Die im Nacken verschränkten Hände sorgen für eine Fixation der Halswirbelsäule in O-Stellung.

Brustwirbelsäule

Bewegungskomponenten/Schaltstelle der Bewegung	Rotation re (li)
Primärbeweger	▸ thorakales/lumbales Transversospinalsystem ▸ M. obliquus externus abdominis ▸ M. obliquus internus abdominis
Synergisten	▸ Sakrospinalsystem ▸ Spinospinalsystem ▸ M. latissimus dorsi

Ausgangsstellung   Endstellung

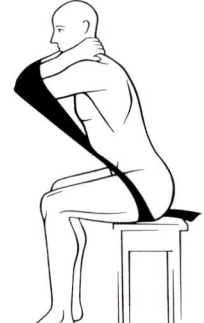 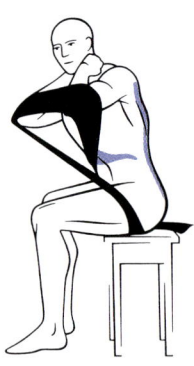

Trainingsziel	Verbesserung der Maximalkraftfähigkeit der langen Rückenmuskeln im Sinne der dynamischen Stabilisation der Wirbelsäule unter großer Hubbelastung derselben und gleichzeitiger Rotationsaktivität der kurzen Rückenmuskeln.
Trainingsmethoden	3
Stufen der Belastungsintensität	2 / 3
Anmerkungen	Die Rotationsbewegungen haben um die vorgeneigte und räumlich fixe Körperlängsachse zu erfolgen. Die im Nacken verschränkten Hände sorgen für eine Fixation der Halswirbelsäule in O-Stellung.

Wirbelsäule

Bewegungskomponenten/ Schaltstelle der Bewegung	Rotation re/li
Primärbeweger	▸ M. obliquus externus abdominis ▸ M. obliquus internus abdominis ▸ lumbales/thorakales Transversospinalsystem
Synergisten	▸ Spinospinalsystem ▸ Sakrospinalsystem ▸ M. latissimus dorsi ▸ M. trapezius/M. deltoideus

Ausgangsstellung   Endstellung

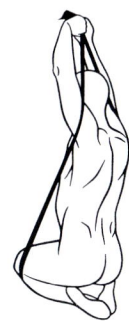 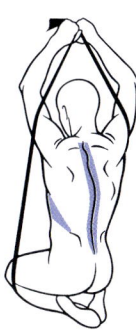

Trainingsziele	Verbesserung der Maximalkraftfähigkeit der Primärbeweger unter flexorischer Belastung ihrer Synergisten und der Rotationsfunktion der ventro-lateralen Rumpfmuskulatur.
Trainingsmethoden	–
Stufen der Belastungsintensität	2
Anmerkungen	Die Arme dürfen im Ellenbogen leicht flektiert sein; dabei müssen sich die Hände stets über dem Kopf berühren. Die aktive Aufrichtung der Wirbelsäule muß garantiert sein.

Wirbelsäule

Bewegungskomponenten/ Schaltstelle der Bewegung	Rotation re (li)
Primärbeweger	▶ Mm. rotatores longi/breves li (re) ▶ Mm. multifidii li (re) ▶ M. semispinalis lumborum/thoracis
Synergisten	▶ M. latissimus dorsi re (li) ▶ M. obliquus internus abdominis re (li) ▶ M. obliquus externus abdominis li (re)

Ausgangsstellung   Endstellung

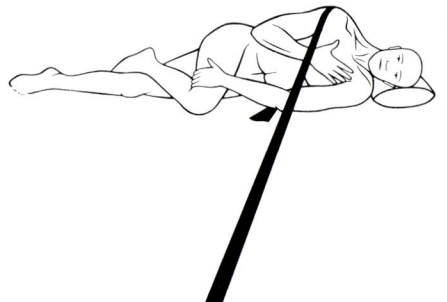 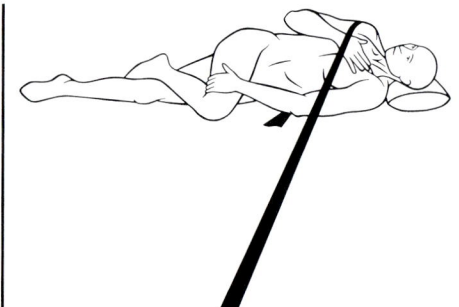

Trainingsziele	Verbesserung der selektiven Innervationsfähigkeit der Primärbeweger und damit der segmentalen Rotation.
Trainingsmethoden	–
Stufen der Belastungsintensität	1 / 2
Anmerkungen	Das gewünschte Bewegungssegment muß über eine Verriegelung der entsprechenden Wirbelkörper eingestellt werden. Die Rotation des Brustkorbs ist im entsprechenden Wirbelsäulenabschnitt induziert.

Brustwirbelsäule · Schultergürtel · Lendenwirbelsäule

Bewegungskomponenten/ Schaltstelle der Bewegung	Ext (dynam. Stabilisation) Retraktion Ext (lumbosakrale Verankerung)
Primärbeweger	▸ thorakales Spinospinalsystem ▸ thorakales/lumbales Sakrospinalsystem ▸ thorakales/lumbales Transversospinalsystem ▸ M. rhomboideus major/minor
Synergisten	▸ M. latissimus dorsi ▸ M. deltoideus/M. pectoralis major

Ausgangsstellung   Endstellung

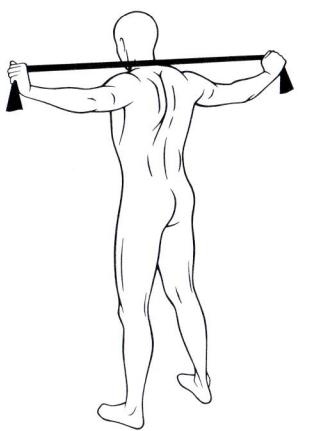
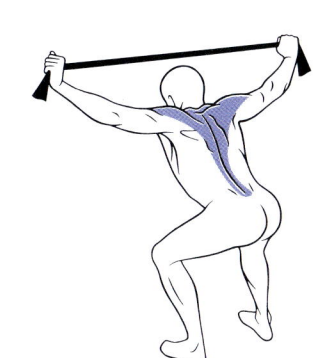

Trainingsziel	Automatisierung der extensorischen Masseninnervation von autochthoner und hetrochthoner Rückenmuskulatur sowie der peripheren Muskulatur im Sinne des angewandten Bücktrainings.
Trainingsmethoden	3
Stufen der Belastungsintensität	2 / 3
Anmerkungen	Die retrahierende Aktivität der Schulterblattmuskulatur bleibt während der beiden Bewegungsphasen erhalten. In der Bückphase muß die lumbale Verankerung und eine gleichmäßige Fußsohlenbelastung garantiert sein.

Schultergürtel · Wirbelsäule · Hüft-/Kniegelenk li (re)

Bewegungskomponenten/ Schaltstelle der Bewegung	transversale Ext/Flex Ext (dynam. Stabilisation) Flex/Ext
Primärbeweger	▸ M. deltoideus/M. triceps brachii ▸ M. trapezius/Mm. rhomboideii/M. infraspinatus ▸ thorakales Spinospinalsystem ▸ thorakales/lumbales Sakrospinalsystem ▸ thorakales/lumbales Transversospinalsystem
Synergisten	▸ M. quadriceps femoris li (re)

Ausgangsstellung   Endstellung

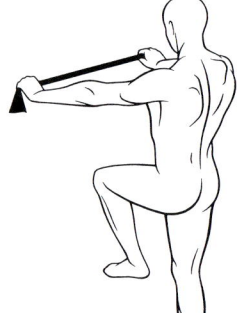 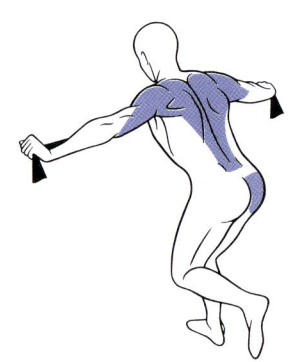

Trainingsziel	Verbesserung der Maximalkraft- und Gleichgewichtsfähigkeit der Primärbeweger mittels einer Bückvariante im „Einbeinstand" unter Maximierung der dynamischen Stabilisationsaktivität der thorakalen Extensoren als Voraussetzung für die Retraktion des Schultergürtels.
Trainingsmethoden	3
Stufen der Belastungsintensität	2 / 3
Anmerkungen	Die initiale transversale Extension der Arme leitet die progressive Vorneigung der stabilisierten Körperlängsachse ein. Die fronto-transversalen Achse von Becken und Brustkorb muß horizontal ausgerichtet bleiben.

7

Hüftgelenke · Wirbelsäule

Bewegungskomponenten/ Schaltstelle der Bewegung	Ext/Flex Ext (dynam. Stabilisation)
Primärbeweger	▸ M. glutaeus maximus li ▸ ischiokrurale Muskulatur li
Synergisten	▸ thorakales/lumbales Transversospinalsystem ▸ thorakales Spinospinalsystem ▸ M. longissimus thoracis/lumborum ▸ M. iliocostalis thoracis/lumborum

Ausgangsstellung   Endstellung

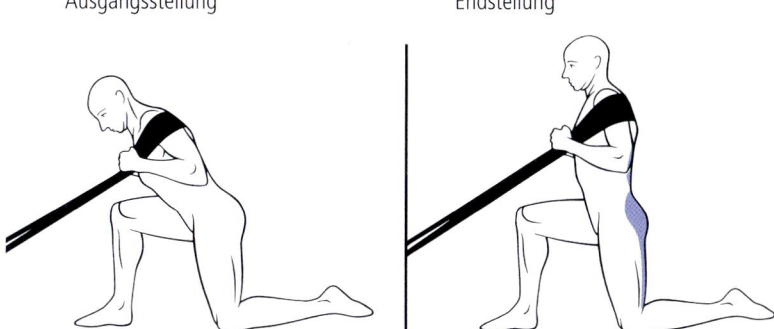

Trainingsziele	Verbesserung der statischen Kraftausdauerfähigkeit der lumbalen Extensoren im Sinne der dynamischen Stabilisation der Lendenwirbelsäule und der intermuskulären Koordination von Hüftbeugern und -streckern zur Optimierung der lumbosakralen Verankerung.
Trainingsmethoden Stufen der Belastungsintensität	3 / 6 2 / 3
Anmerkungen	Die dynamisch stabilisierte Körperlängsachse wird in den Hüftgelenken nach vorn und hinten geneigt; dabei darf sich das Becken räumlich nicht verändern. Die Hände bleiben ventral an den Brustkorb gepreßt.

Rumpf und Wirbelsäule 7

Hüftgelenke

Bewegungskomponenten/ Schaltstelle der Bewegung	Ext/Flex
Primärbeweger	▶ M. iliopsoas li (re) ▶ M. rectus femoris/M. tensor fasciae latae li (re) ▶ M. glutaeus maximus re (li) ▶ M. glutaeus medius/minimus re (li)
Synergisten	▶ M. rectus abdominis ▶ M. quadratus lumborum li (re)

Ausgangsstellung   Endstellung

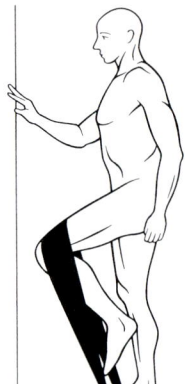 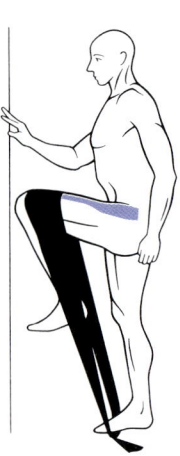

Trainingsziele	Selektive Verbesserung der Kraftausdauerfähigkeit der Hüftbeuger. Verbesserung der dynamischen Stabilisationsfähigkeit der Lendenwirbelsäule und des Beckens auf dem Standbein.
Trainingsmethoden	3
Stufen der Belastungsintensität	2 / 3
Anmerkungen	Die flexorische/extensorische Bewegung des Spielbeines im Hüftgelenk darf das Becken nicht erfassen. Ein fortgeschrittenes Trainingsziel ist die dynamisch-schnelle Ausführung unter der genannten Bedingung.

7

Hüftgelenke · Lendenwirbelsäule · Schultergelenke

Bewegungskomponenten/ Schaltstelle der Bewegung	Ext/Flex Ext/Flex Ext/Flex
Primärbeweger	▸ M. glutaeus maximus ▸ ischiokrurale Muskulatur ▸ lumbales (/thorakales) Transversospinalsystem ▸ M. spinalis thoracis ▸ M. longissimus lumborum/thoracis ▸ M. iliocostalis lumborum/thoracis
Synergisten	▸ M. deltoideus/M. teres major/M. triceps brachii

Ausgangsstellung   Endstellung

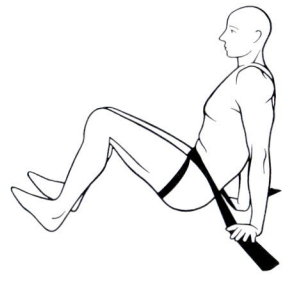 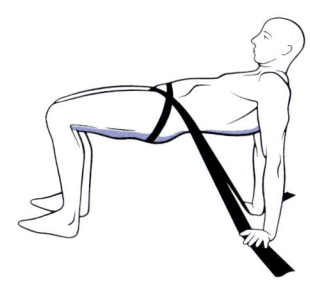

Trainingsziel	Verbesserung der Kraftausdauerfähigkeit der Primärbeweger über eine extensionssynchrone Hüft- und Lendenwirbelsäulenbewegung im Sinne der Brückenaktivität.
Trainingsmethoden	3
Stufen der Belastungsintensität	2 / 3
Anmerkungen	Die Übung soll nur bei voller extensorischer Bewegungstoleranz der Hüftgelenke ausgeführt werden; dabei ist auf eine gute Innervation der Gesäßmuskulatur zu achten.

Rumpf und Wirbelsäule 7

Wirbelsäule · Schultergelenke

Bewegungskomponenten/ Schaltstelle der Bewegung	Rotation re (li) Ext (Add)/Flex (Abd)
Primärbeweger	▸ M. obliquus externus abdominis li (re) ▸ M. obliquus internus abdominis re (li) ▸ M. transversus abdominis ▸ M. pectoralis major li (re) ▸ M. latissimus dorsi/M. teres major
Synergisten	▸ dorsale trunkozinguläre Muskulatur

Ausgangsstellung   Endstellung

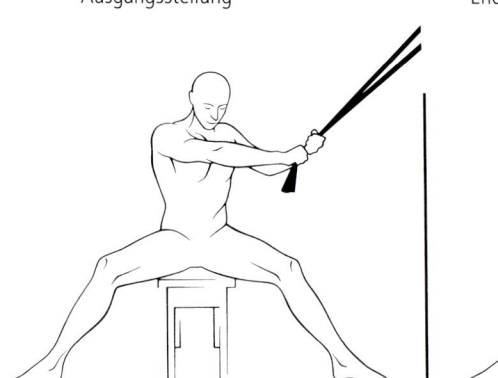 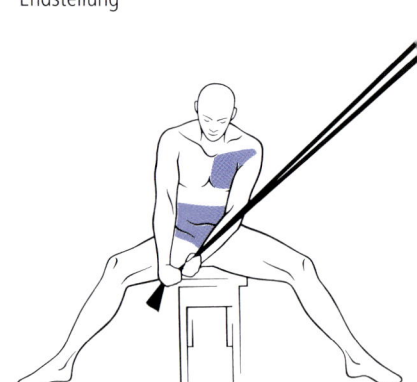

Trainingsziel	Verbesserung der Kraftausdauerfähigkeit der Primärbeweger über ein im lumbosakralen Übergang rotatorisch widerlagertes Rumpfmuster.
Trainingsmethoden	3 / 6
Stufen der Belastungsintensität	–
Anmerkungen	Die Oberschenkel bilden einen abduktorischen Winkel von 90°; die Zugphase endet, wenn die Fäuste das gegenseitige Knie erreicht haben. Ein flexorisches Zusammensinken der Brustwirbelsäule muß vermieden werden.

Hüftgelenk li · Lendenwirbelsäule · Brustwirbelsäule

Bewegungskomponenten/ Schaltstelle der Bewegung	AR/IR Rotation re/li Rotation re/li
Primärbeweger	▸ M. glutaeus maximus/tiefe Gesäßmuskulatur re (li) ▸ M. obliquus externus abdominis li (re) ▸ M. obliquus internus abdominis re (li) ▸ lumbales/thorakales Transversospinalsystem li (re)
Synergisten	▸ M. rectus abdominis ▸ glutaeus medius/minimus re (li)

Ausgangsstellung   Endstellung

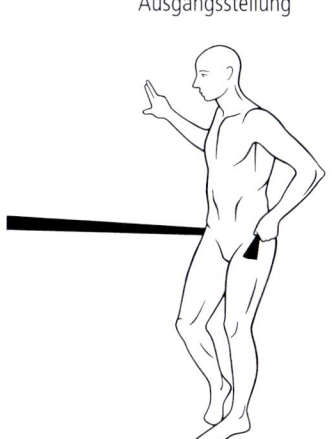
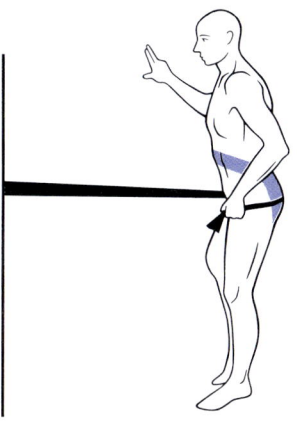

Trainingsziel	Schulung der intermuskulären Koordinationsfähigkeit der Primärbeweger zur Verbesserung der axialen Rotationsfunktion der Wirbelsäule unter der Voraussetzung ihrer aktiven Widerlagerungsfähigkeit.
Trainingsmethoden	–
Stufen der Belastungsintensität	2
Anmerkungen	Das rechte Bein ist in Parkfunktion und soll die Rotation des Beckens auf dem linken Standbein erlauben; dabei muß die fronto-transversale Achse des Beckens horizontal ausgerichtet bleiben.

Lendenwirbelsäule · Brustwirbelsäule

Bewegungskomponenten/ Schaltstelle der Bewegung	Rotation re (li) Rotation re (li)
Primärbeweger	▶ M. obliquus externus abdominis li (re) ▶ M. obliquus internus abdominis re (li) ▶ M. transversus abdominis ▶ lumbales/thorakales Transversospinalsystem li (re)
Synergisten	▶ M. rectus abdominis ▶ Mm. intertransversarii thoracis/lumborum re (li) ▶ M. iliopsoas/M. rectus femoris/M. tensor fasciae latae

Ausgangsstellung   Endstellung

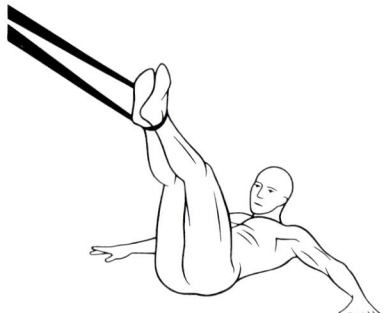 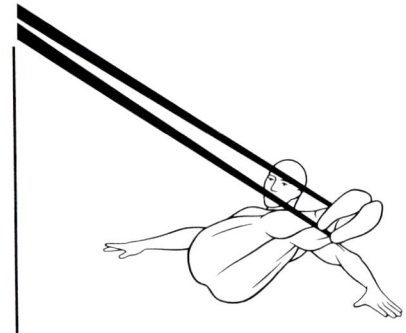

Trainingsziel	Verbesserung der Kraftausdauerfähigkeit der Primärbeweger über einen hubvariablen Beinhebel unter rotationskontrollierender Aktivität der kurzen Rückenmuskulatur.
Trainingsmethoden	3
Stufen der Belastungsintensität	2 / 3
Anmerkungen	Die leicht gebeugten Kniegelenke müssen vor dem Unterbauch sein. Die Wirbelsäule sollte während der Übung nicht zu stark mitdrehen.

Brustwirbelsäule · Lendenwirbelsäule

Bewegungskomponenten/ Schaltstelle der Bewegung	Lateralflex li (re) Lateralflex li (re)
Primärbeweger	▸ Mm. intertransversarii thoracis/lumborum li (re) ▸ thorakales/lumbales Transversospinalsystem li (re) ▸ thorakales Spinospinalsystem li (re) ▸ thorakales/lumbales Sakrospinalsystem li (re) ▸ M. serratus posterior inferior li (re) ▸ M. quadratus lumborum li (re) ▸ M. obliquus externus/internus abdominis li (re)

Ausgangsstellung　　　　　　Endstellung

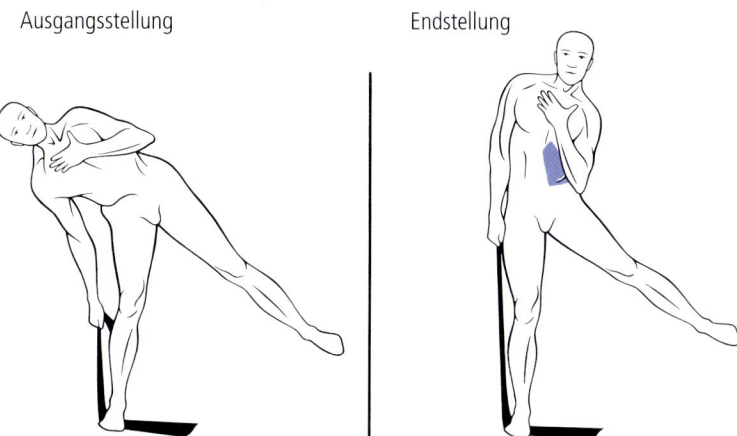

Trainingsziel	Verbesserung der Kraftausdauerfähigkeit der Primärbeweger über den ganzen Bewegungsausschlag der Lateralflexion im Sinne der globalen Mobilisation der Wirbelsäule.
Trainingsmethoden	3
Stufen der Belastungsintensität	2 / 3
Anmerkungen	Es ist darauf zu achten, daß die konzentrische Phase aus passiver Dehnhängelage des Oberkörpers begonnen und die Endstellung über eine maximale Kontraktionsaktivität der konkavseitigen Muskulatur gesucht wird.

Lendenwirbelsäule

Bewegungskomponenten/ Schaltstelle der Bewegung	Lateralflex li (re)
Primärbeweger	▶ M. obliquus internus abdominis li (re) ▶ M. obliquus externus abdominis li (re) ▶ M. quadratus lumborum li (re) ▶ Mm. intertransversarii lumborum li (re) ▶ lumbales Transversospinalsystem li (re) ▶ lumbales Sakrospinalsystem li (re) ▶ M. latissimus dorsi/M. serratus post. inf. li (re)
Synergisten	

Ausgangsstellung   Endstellung

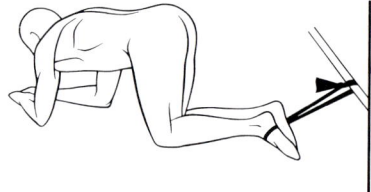 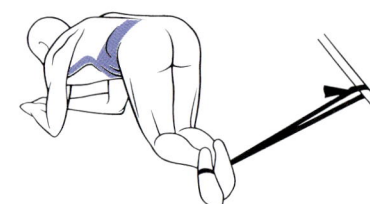

Trainingsziele	Verbesserung der Kraftausdauerfähigkeit der Primärbeweger und der lateral-flexorischen Beweglichkeit der Lendenwirbelsäule in Unterarmstützlage ohne Hubbelastung.
Trainingsmethoden	3 / 6
Stufen der Belastungsintensität	–
Anmerkung	Es ist darauf zu achten, daß sich die Kniegelenke medial berühren und für den zirkulären Bewegungsausschlag der Unterschenkel als fixer Drehpunkt dienen.

Lendenwirbelsäule

Bewegungskomponenten/ Schaltstelle der Bewegung	Lateralflex li (re)
Primärbeweger	▸ M. rectus abdominis li (re) ▸ M. obliquus externus/internus abdominis li (re) ▸ M. transversus abdominis ▸ M. quadratus lumborum li (re) ▸ Mm. intertransversarii lumborum li (re) ▸ lumbales Sakrospinalsystem li (re)
Synergisten	▸ lumbales Transversospinalsystem li (re) ▸ M. latissimus dorsi/M. serratus post. inf. li (re)

Ausgangsstellung   Endstellung

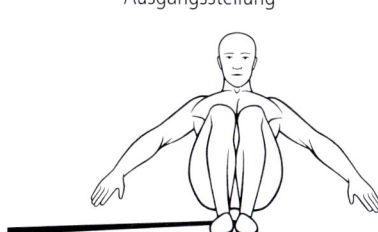 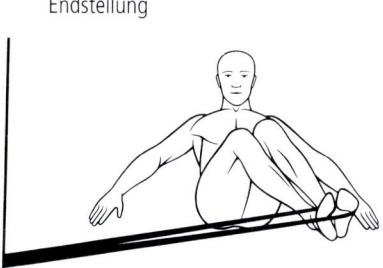

Trainingsziel	Verbesserung der Kraftausdauerfähigkeit der Primärbeweger unter Hubbelastung der ventralen Rumpfmuskulatur.
Trainingsmethoden	3 / 6
Stufen der Belastungsintensität	–
Anmerkung	Der Flexionswinkel in den Hüftgelenken muß so gewählt werden, daß die Lendenwirbelsäule stets Kontakt mit der Unterlage hat. Die Übung kann auch ohne Band unt mit rascheren Bewegungen auf beide Seiten pendelartig durchgeführt werden. Dabei ist auf einen klar limitierten Bewegungsstop zu achten.

Rumpf und Wirbelsäule 7

Lendenwirbelsäule · Brustwirbelsäule

Bewegungskomponenten/ Schaltstelle der Bewegung	Lateralflex re/li Lateralflex re/li
Primärbeweger	▶ Mm. intertransversarii thoracis/lumborum re/li ▶ M. spinalis thoracis re/li ▶ Sakrospinalsystem re/li ▶ M. obliquus externus/internus abdominis re/li ▶ M. transversus abdominis re/li ▶ M. quadratus lumborum re/li
Synergisten	▶ M. latissimus dorsi/M. trapezius/M. deltoideus

Ausgangsstellung   Endstellung

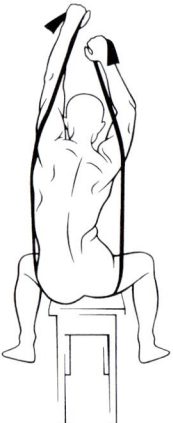 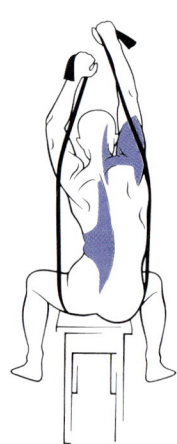

Trainingsziel	Verbesserung der Maximalkraftfähigkeit der Primärbeweger über alternierende maximal-konzentrische Aktivität auf der Konkavseite der Wirbelsäule.
Trainingsmethoden	–
Stufen der Belastungsintensität	3
Anmerkungen	Die maximale Lateralflexion der Lendenwirbelsäule soll durch aktives Hochziehen des Beckens in die Konkavität erreicht werden; der gleichseitige Ellenbogen darf dabei im Schultergelenk abduktorisch etwas gesenkt werden.

Lendenwirbelsäule · Brustwirbelsäule

Bewegungskomponenten/ Schaltstelle der Bewegung	Lateralflex re/li Lateralflex re/li
Primärbeweger	▶ Mm. intertransversarii thoracis/lumborum re (li) ▶ thorakales/lumbales Transversospinalsystem re (li) ▶ thorakales Spinospinalsystem re (li) ▶ thorakales/lumbales Sakrospinalsystem re (li) ▶ M. quadratus lumborum ▶ M. obliquus externus/internus abdominis
Synergisten	▶ dorsale trunkozinguläre Muskulatur

Ausgangsstellung   Endstellung

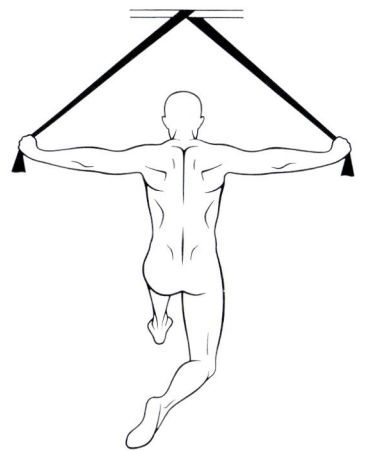 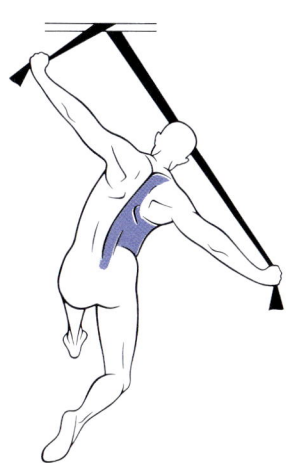

Trainingsziel	Verbesserung der intermuskulären Koordination zwischen rechts- und linksseitiger Rumpfmuskulatur zur Schulung einer harmonischen lateral-flexorischen Bewegungsqualität der Lenden- und Brustwirbelsäule.
Trainingsmethoden	3
Stufen der Belastungsintensität	–
Anmerkungen	Die Verbindungslinie der Arme bildet eine Gerade, welche immer rechtwinklig zur Längsachse des Brustkorbes stehen muß. Der Neigungswinkel der Rumpfseitneigung kann individuell bestimmt werden.

Hüft-/Kniegelenke · Wirbelsäule · Schultergelenke

Bewegungskomponenten/ Schaltstelle der Bewegung	Ext/Flex Ext (dynam. Stabilisation) Ext/Flex
Primärbeweger	▶ M. glutaeus maximus/M. quadriceps femoris ▶ M. latissimus dorsi/M. deltoideus/M. teres major
Synergisten	▶ M. trapezius/Mm. rhomboideii ▶ Transversospinalsystem ▶ Spinospinalsystem ▶ Sakrospinalsystem ▶ Mm. interspinales lumborum

Ausgangsstellung   Endstellung

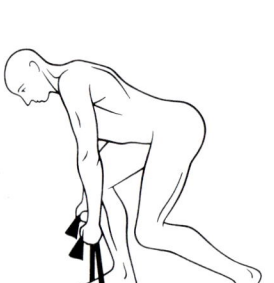 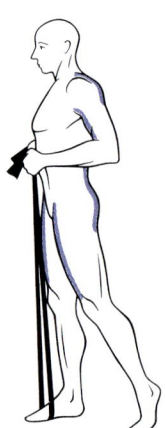

Trainingsziele	Automatisierung und Verbesserung der dynamischen Stabilisationsfähigkeit der Wirbelsäule bei der gezeigten Hebetechnik. Verbesserung der intermuskulären Koordinationsfähigkeit im Lenden-Becken-Hüft-Bereich.
Trainingsmethoden Stufen der Belastungsintensität	3 / 6 (Ausgangsstellung) —
Anmerkung	Die Bewegungskomponente von Knie- und Hüftgelenken soll mit derjenigen der Schultergelenke so koordiniert werden, daß das Thera-Band während der Aufrichtungs- und Bückphase in vertikaler Richtung gedehnt und verkürzt wird.

7

Wirbelsäule · Schultergelenke re (li) · Hüft-/Kniegelenke

Bewegungskomponenten/ Schaltstelle der Bewegung	Ext (dynam. Stabilisation) Ext/Flex Flex/Ext
Primärbeweger	▸ M. teres major/M. latissimus dorsi/M. deltoideus ▸ M. quadriceps femoris/M. gluteus maximus ▸ lumbales/thorakales Sakrospinalsystem ▸ M. obliquus externus abdominis li ▸ M. obliquus internus abdominis re
Synergisten	▸ M. trapezius/M. rhomboideii

Ausgangsstellung   Endstellung

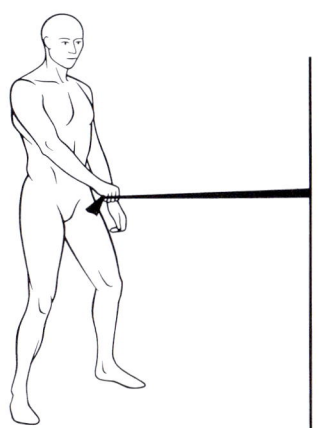 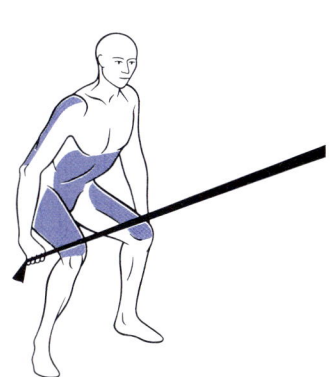

Trainingsziele	Verbesserung der statischen Kraftausdauerfähigkeit unter aktiver Neutralisation des rotatorischen Drehmoments. Ökonomisierung der intermuskulären Aktionen zwischen Extremitäten- und Rumpfmuskulatur im Sinne des Bücktrainings.
Trainingsmethoden Stufen der Belastungsintensität	3 / 6 (Endstellung) –
Anmerkungen	Parallelität und horizontale Ausrichtung der fronto-transversalen Achsen von Becken und Brustkorb müssen garantiert sein. Die Extension des Armes ist mit Erreichen der O-Stellung beendet. Die Übung kann auch explosiver ausgeführt werden.

Brustwirbelsäule · Lendenwirbelsäule

Bewegungskomponenten/ Schaltstelle der Bewegung	Flex-Rot li/Ext-Rot re Flex-Rot li/Ext-Rot re
Primärbeweger	▸ M. obliquus externus abdominis re ▸ M. obliquus internus abdominis li ▸ M. rectus abdominis ▸ M. transversus abdominis li
Synergisten	▸ M. serratus anterior re ▸ M. pectoralis major/minor ▸ M. psoas minor/M. glutaeus maximus

Ausgangsstellung Endstellung

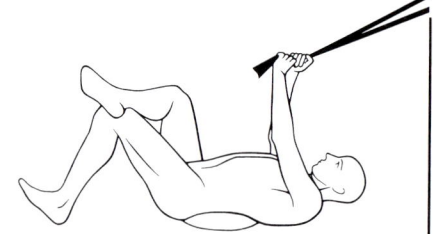 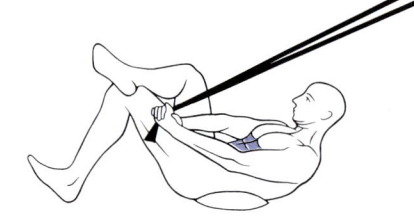

Trainingsziel	Verbesserung der Kraftausdauerfähigkeit der Primärbeweger über das diagonale Rumpfmuster.
Trainingsmethoden	3
Stufen der Belastungsintensität	3
Anmerkungen	Der Kopf muß inklinatorisch und flexorisch stabilisiert bleiben, so daß der Blick den Händen unmittelbar folgen kann. Der Abstand der Fersen entspricht der Beckenbreite.

Wirbelsäule · Hüftgelenke li · Kniegelenk li

Bewegungskomponenten/ Schaltstelle der Bewegung	Rot re/li Ext/Flex Ext/Flex
Primärbeweger	▸ transversospinales System li ▸ M. glutaeus maximus li ▸ M. quadriceps femoris
Synergisten	▸ thorakales Spinospinalsystem ▸ sakrospinales System li

Ausgangsstellung   Endstellung

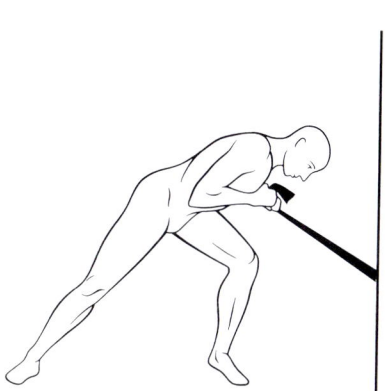
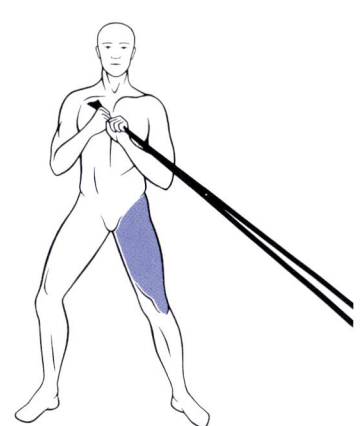

Trainingsziel	Verbesserung der intermuskulären Koordinationsfähigkeit von statisch belasteter Rumpfmuskulatur und hubbelasteter Muskulatur der unteren Extremitäten.
Trainingsmethoden	–
Stufen der Belastungsintensität	2 / 3
Anmerkungen	Die Hände werden handbreit vor dem Brustbein gehalten. Beim Aufrichten muß das Körpergewicht vom linken auf das rechte Bein erfolgen.

Wirbelsäule · Schultergelenke

Bewegungskomponenten/ Schaltstelle der Bewegung	Rot re/li Ext/Flex Elevation/Depression
Primärbeweger	▶ transversospinales System li ▶ M. obliquus externus abdominis li ▶ M. obliquus internus abdominis re ▶ sakrospinales System ▶ spinospinales System ▶ M. quadratus lumborum re ▶ M. deltoideus/M. pectoralis/M. biceps brachii

Ausgangsstellung   Endstellung

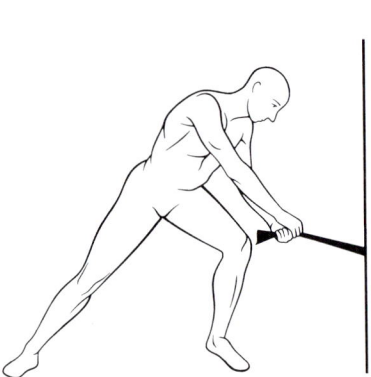 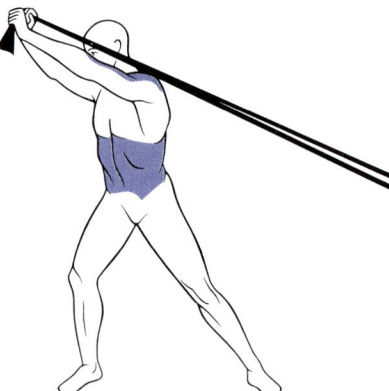

Trainingsziel	Verbesserung der Kraftausdauerfähigkeit der Primärbeweger unter Überwindung eines zunehmenden flexorisch-rotatorischen Drehmomentes.
Trainingsmethoden Stufen der Belastungsintensität	– 2 / 3
Anmerkungen	Die diagonale Elevationsbewegung der Arme endet mit Ausschöpfung der Rotationstoleranz der Wirbelsäule. Mit Erreichen der Endstellung stehen die Hände höher als der Kopf.

Brustwirbelsäule · Hüftgelenk li · Kniegelenk li

Bewegungskomponenten/ Schaltstelle der Bewegung	Rot li/re Flex/Ext Flex/Ext
Primärbeweger	▸ M. obliquus externus abdominis re ▸ M. obliquus internus abdominis li
Synergisten	▸ M. transversus abdominis ▸ M. rectus abdominis ▸ transversospinales System ▸ sakrospinales System ▸ M. serratus anterior re ▸ M. pectoralis major re

Ausgangsstellung　　　　　　　Endstellung

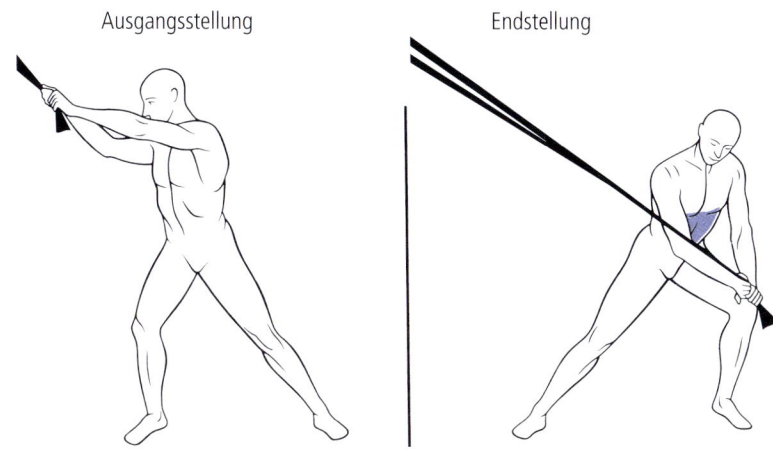

Trainingsziel	Verbesserung der intermuskulären Koordinationsfähigkeit von Primärbewegern und Synergisten zur Ausschöpfung der Rotationstoleranz der Wirbelsäule bei gleichzeitiger Stabilisation von extensorischen und flexorischen Drehmomenten.
Trainingsmethoden Stufen der Belastungsintensität	– 2 / 3
Anmerkung	Die diagonale Armbewegung nach vorne/unten soll zu einer deutlichen Gewichtsverlagerung auf das linke Bein führen.

8 Untere Extremität

8.1 Quadrizepstraining

Die Atrophie der Streckmuskeln am Kniegelenk ist eng mit den möglichen intra- und periartikulären Schmerzzuständen verknüpft. Die Aktivität des M. quadriceps hängt nicht nur von der Steuerung durch die Rezeptoren in den passiven Gelenkstrukturen ab, sondern auch von der Häufigkeit und Intensität seiner Belastung. Bei Vorlage des Oberkörpers wird der M. quadriceps selbst beim Gehen ausgeschaltet, weil die Schwerelinie vor der Flexions-/Extensionsachse liegt. Darüber hinaus fehlen bei sitzender Arbeitsweise weitgehend die trainingswirksamen Reize, so daß der Muskel atrophiert. Zwangsläufig kommt es zu kompensatorischen Mechanismen, die den progredienten Verlauf unterstützen und weitere Fehlbelastungen auslösen.

Über die Funktion als Kniestrecker hinaus schützt der Quadrizeps das Kniegelenk vor abrupten Krafteinwirkungen. Die Rotationssicherung erfolgt durch den zügelähnlichen, zum Teil horizontalen Verlauf einzelner Fasern der Mm. vastus lateralis/medialis. Der Quadrizeps steht mit den benachbarten Gelenkstrukturen über zahlreiche propriozeptive Reflexe in Verbindung. Eine Varisierung oder Valgisierung wirkt sich auf den Tonus des M. vastus medialis und M. vastus lateralis aus. Ebenso wird ein Genu recurvatum die Quadrizepsaktivität teilweise hemmen. Die gute Funktion aller Quadrizepsanteile ist Voraussetzung für eine korrekte Patellaführung. Das koordinierte Muskelspiel von M. vastus medialis und lateralis bewirkt eine alternierende Druckveränderung im medialen bzw. lateralen femoropatellaren Gleitlagerteil, die der Knorpelernährung dienen. Deshalb führen lokale muskuläre Imbalancen zu einseitiger Druckerhöhung und Druckverminderung mit konsekutiver Knorpelschädigung und entzündlichen Reaktionen der passiven Gelenkstrukturen.

Für eine physiologische Kniebewegung muß die Patella in der Trochlea des Femurs physiologisch positioniert und geführt werden. Der Q-Winkel und somit die Zugrichtung des Quadrizeps spielen dabei eine entscheidende Rolle. Die normale Bewegung der Patella folgt einer nach lateral offenen konkaven Kurve. In der Extensionsstellung des Knies hat die Patella keinen Kontakt mit dem Femur, erst nach Flexion von 10°–20° Grad entlang dem Unterrand der medialen und lateralen Facette. Bei zunehmender Flexion wandert der Kontaktbereich nach kranial und vergrößert sich, bis bei 90° Flexion die Kontaktfläche der Patella den oberen Pol (Patellabasis) erreicht hat. Der mediale Rand der Patella hat bis 90° Flexion keinen Kontakt mit der Trochlea; er tritt erst bei 135° Beugung auf. Während der ersten 20° Flexion wird die Tibia derotiert und die Patella in die Trochlea hineingezogen. Dadurch verkleinert sich auch der Q-Winkel. Umgekehrt wird der Q-Winkel bei voller Extension größer, weil die Schlußrotation die Tibia im Verhältnis zum Femur nach außen dreht. Wenn das Knie voll gestreckt und der Quadrizeps voll kontrahiert ist, entsteht ein Valgus-Vektor, da die Patella keinen Kontakt mit dem Femurkondylus aufweist. Der nach lateral gerichteten Kraft wirken das mediale Retinaculum und der M. vastus medialis obliquus entgegen. Mit zunehmender Flexion beeinflußt auch die äußere Facette der Trochlea die nach lateral gerichtete Kraft. Die Norm des Q-Winkels beträgt bei Männern 12° und bei Frauen 15°.

Die Muskelfasertypen I, IIa und IIb sind nicht in allen Teilen des Quadrizeps gleichmäßig verteilt. Die Typ-I-Fasern, welche gegen Ermüdung resistenter sind und langsam kontrahieren, haben im M. vastus lateralis, M. vastus intermedius und M. rectus femoris den größeren prozentualen Anteil. Die Typ-IIa- und IIb-Fasern findet man überwiegend im M. vastus medialis. Sie werden hauptsächlich bei schnellen Bewegungsabläufen in der offenen Muskelkette aktiviert. Bei Bewegungsmustern in geschlossenen Ketten übernimmt der M. vastus medialis auch tonische Funktionen, um die Sicherung der Patella in ihrem Gleitlager zu gewährleisten. Die Typ-I-Fasern werden durch Haltungs- und Stellreflexe im aufrechten Stand dauernd beansprucht. Sie sind dadurch einer Atrophie weniger unterworfen als die Typ-IIa- und IIb-Fasern.

In der Knierehabilitation kommt dem M. vastus medialis, insbesondere dem Obliquus-Anteil, eine wichtige Bedeutung zu. Er bestimmt die Führung der Patella und sorgt für die aktive Stabilisation des Kniegelenkes, indem er die Patella nach medial ausrichtet. Er ist daher während der ganzen Streckphase aktiv. Der M. vastus medialis hat seinen Ursprung an der Sehne des M. adductor magnus, wird durch einen Ast des N. femoralis innerviert und kann deshalb als einzige motorische Einheit isoliert trainiert werden. Schon ein geringer Kniegelenkserguß von 20 ml führt zu einer reflektorischen Hemmung seiner Kontraktionsaktivität, beim M. rectus femoris erfolgt dies erst bei einem Volumen von 60 ml. Das Kraftverhältnis von M. vastus medialis und lateralis beträgt 1:1. Der resultierende Gesamtvektor aller Quadricepsanteile wird durch die Kraftverteilung seiner Köpfe bestimmt und muß auf die Spina iliaca anterior inferior gerichtet sein. Es leuchtet ein, daß eine gute Beweglichkeit in den Sprunggelenken (mindestens 10° dorsale Extension) und eine gute Hüft- und Beckenkontrolle durch die kleinen Glutealmuskeln eine Voraussetzung für eine physiologische Belastung des Kniestreckapparates darstellt.

8.2 Kraft-Tests

Wie vor anderen Testübungen steht die klinische Untersuchung an erster Stelle. Die genaue Betrachtung von Hüft-, Knie- und Fußgelenken läßt auf die Belastbarkeit der zu testenden Strukturen schließen. Mit einem dynamischen Muskeltest prüft man nicht nur die muskuläre Leistungsfähigkeit, sondern auch die Belastbarkeit der passiven Strukturen. Durch die Anordnung der Testübungen lassen sich einzelne Muskeln weitgehend isoliert auf ihre Kraftqualität testen. Dabei müssen kompensatorische Ausweichbewegungen erkannt und entsprechend interpretiert werden. Mangelndes Bewegungsgefühl oder rasche Ermüdung der beanspruchten Muskulatur führen zu frühzeitigen Abweichungen von der vorgegebenen Bewegungsebene. Eine Aussage über die Kraftfähigkeit des Testmuskels ist unter diesen Umständen zu relativieren, kann aber ein anderes funktionelles Problem aufzeigen.

Auf die Dynamik bei der Ausführung ist besonders zu achten. Die Bewegung muß bei gleichbleibender Winkelgeschwindigkeit und über die volle Bewegungsamplitude durchgeführt werden. Die Bewegungsumkehr sollte ohne Verzögerung erfolgen. Die Anzahl der Wiederholungen und die klinischen Untersuchungsergebnisse geben Aufschluß über das Trainingsziel. Daraus müssen die gewünschten Trainingskomponenten abgeleitet werden.

8

Kraft-Test Untere Extremität

Anzahl   10   20   30   40   50

1
2
3
4
5
6
7
8
9
10

Name Vorname Datum

Jahrgang Sport Kein Sport

Tab. 9: Anzahl der Wiederholungen – Normwerte*

Testübung für Untere Extremität	1	2	3	4	5	6	7	8	9	10
Wiederholungen	25	29	26	28	28	23	15	30	29	21

* Trainingsmethoden für einen 20jährigen Mann (= 100%). Normwerte in % der angegebenen Trainingsmethoden;
für Männer: 30 J. = 90%, 40 J. = 75%, 60 J. = 50%;
für Frauen: 20 J. = 80%, 30 J. = 70%, 40 J. = 55%, 60 J. = 30%

Hüftgelenk re (li)

Bewegungskomponenten/ Schaltstelle der Bewegung	Flex/Ext
Primärbeweger	▸ M. psoas major/minor re (li) ▸ M. iliacus re (li) ▸ M. rectus femoris re (li) ▸ M. tensor fasciae latae re (li)
Synergisten	▸ M. glutaeus maximus li (re) ▸ M. rectus abdominis/M. transversus abdominis ▸ M. quadratus lumborum re (li)

Ausgangsstellung 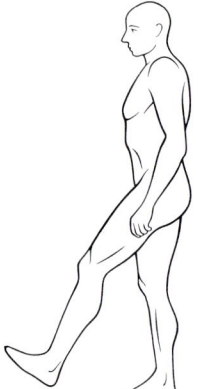 Endstellung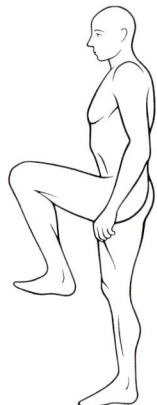

Testung	der Kraftausdauer der Primärbeweger und der Fähigkeit ihrer Synergisten, das Becken im Standbeinhüftgelenk gegen flexorische und extensorische innere Drehmomente dynamisch stabilisieren zu können.

8

Hüftgelenk

Bewegungskomponenten/ Schaltstelle der Bewegung	Ext/Flex
Primärbeweger	▸ M. glutaeus maximus ▸ M. glutaeus medius/minimus (pars dorsalis) ▸ M. adductor magnus
Synergisten	▸ M. adductor brevis ▸ ischiokrurale Muskulatur

Ausgangsstellung   Endstellung

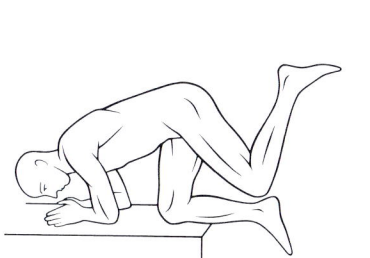 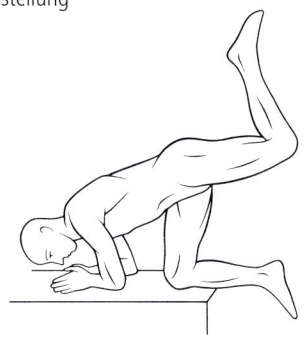

Testung — der relativen Kraftqualität der Primärbeweger und der reziproken Hemmfähigkeit ihrer Antagonisten sowie der maximalen Kontraktionsfähigkeit des M. glutaeus maximus.

Untere Extremität 8

Hüftgelenk

Bewegungskomponenten/ Schaltstelle der Bewegung	Abd/Add
Primärbeweger	▸ M. glutaeus medius ▸ M. glutaeus minimus ▸ M. tensor fasciae latae
Synergisten	▸ M. piriformis ▸ M. sartorius ▸ M. glutaeus maximus (kranialer Teil)

Ausgangsstellung   Endstellung

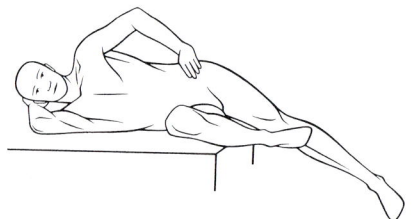 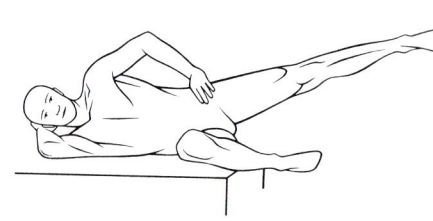

Testung	der Kraftausdauerfähigkeit der Primärbeweger in der mittleren Frontalebene.

Hüftgelenk

Bewegungskomponenten/ Schaltstelle der Bewegung: Add/Abd

Primärbeweger
- M. adductor magnus
- M. adductor longus
- M. adductor brevis
- M. gracilis
- M. pectineus

Synergisten
- M. quadratus femoris
- ischiokrurale Muskulatur

Ausgangsstellung

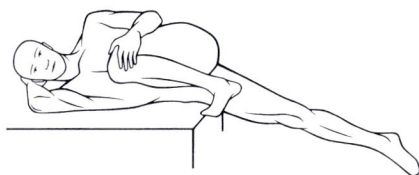

Endstellung

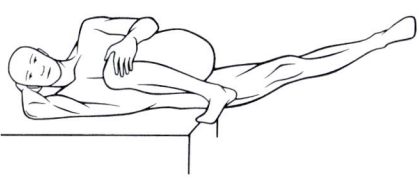

Testung: der Relativkraft der Primärbeweger in der mittleren Frontalebene.

Hüftgelenk

Bewegungskomponenten/ Schaltstelle der Bewegung	AR/IR
Primärbeweger	▶ M. glutaeus maximus ▶ M. piriformis ▶ M. gemellus superior/inferior ▶ M. obturatorius internus ▶ M. quadratus femoris ▶ M. pectineus
Synergisten	▶ M. adductor brevis ▶ M. sartorius

Ausgangsstellung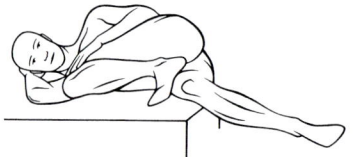

Endstellung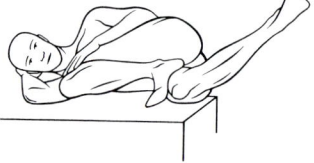

Testung der Relativkraft der Primärbeweger und ihres aktiv erreichbaren Bewegungsausmaßes.

Hüftgelenk

Bewegungskomponenten/ Schaltstelle der Bewegung	IR/AR
Primärbeweger	▸ M. tensor fasciae latae ▸ M. glutaeus medius (pars ventralis)
Synergisten	▸ M. adductor magnus ▸ M. glutaeus maximus (kranialer Teil)

Ausgangsstellung 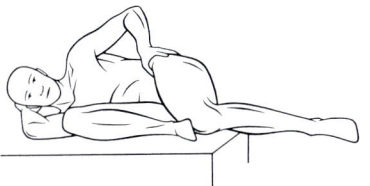 Endstellung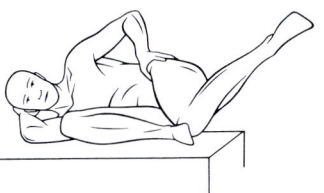

Testung	der Relativkraft und ihres aktiv erreichbaren Bewegungsausmaßes in mittlerer Hüftflexionsstellung.

Kniegelenke · Hüftgelenke

Bewegungskomponenten/ Schaltstelle der Bewegung	Flex/Ext Flex/Ext
Primärbeweger	▸ M. quadriceps femoris
Synergisten	▸ M. glutaeus maximus ▸ ischiokrurale Muskulatur ▸ M. adductor magnus ▸ M. adductor brevis

Ausgangsstellung   Endstellung

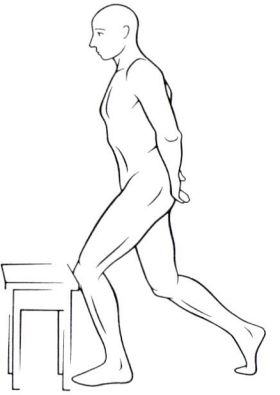
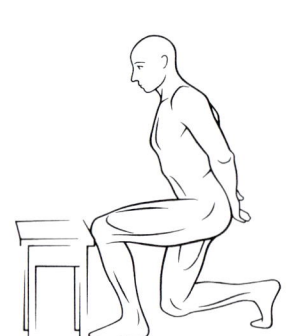

Testung	der Kraftausdauerfähigkeit des Primärbewegers ohne räumliche Verschiebung des Drehpunktes Kniegelenk.

8

Kniegelenke · Hüftgelenke

Bewegungskomponenten/ Schaltstelle der Bewegung	Flex/Ext Flex/Ext
Primärbeweger	▸ M. biceps femoris ▸ M. semitendinosus ▸ M. semimenbranosus
Synergisten	▸ M. glutaeus maximus ▸ M. gastrocnemius ▸ M. erector spinae

Ausgangsstellung   Endstellung

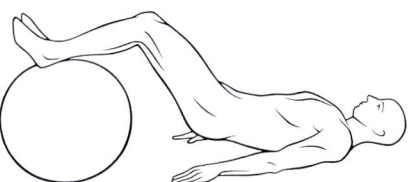
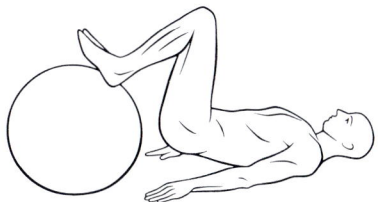

Testung — der Kraftausdauerfähigkeit der Primärbeweger unter Voraussetzung der dynamischen Stabilisation der Lendenwirbelsäule.

Oberes Sprunggelenk · Zehengelenke

Bewegungskomponenten/ Schaltstelle der Bewegung	Plantarflex/Dorsalext Dorsalext/Volarflex
Primärbeweger	▶ M. gastrocnemius ▶ M. soleus
Synergisten	▶ M. tibialis posterior ▶ M. flexor digitorum longus ▶ M. flexor hallucis longus ▶ M. peroneus longus/brevis

Ausgangsstellung   Endstellung

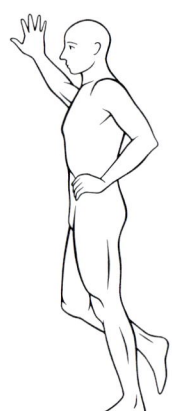 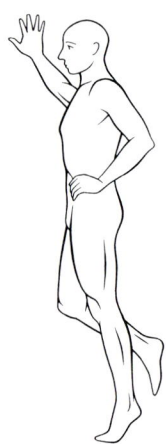

Testung der Kraftausdauerfähigkeit der Primärbeweger und ihres aktiv erreichbaren Bewegungsausmaßes.

Oberes Sprunggelenk · Zehengelenke

Bewegungskomponenten/ Schaltstelle der Bewegung	Plantarflex/Dorsalext Dorsalext/Volarflex
Primärbeweger	▶ M. soleus
Synergisten	▶ M. extensor digitorum longus/brevis

Ausgangsstellung 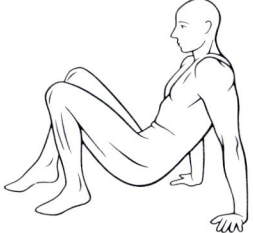   Endstellung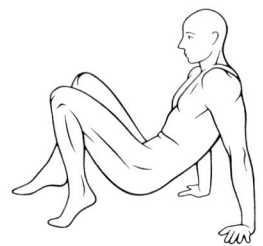

Testung	der Kraftausdauerfähigkeit des Primärbewegers.

8.3 Übungsprogramm

Für die Handhabung des Thera-Bandes gelten dieselben Regeln wie in den vorangegangenen Kapiteln. Die Stärke des Bandes muß so gewählt werden, daß nach Erreichen der vorgegebenen Trainingsmethoden eine deutliche Ermüdung in der beanspruchten Muskulatur eintritt. Bei Übungen mit dem Körpergewicht soll das silberne Thera-Band benutzt werden, ansonsten arbeitet man mit den Farben blau und schwarz. Bei Übungen mit mehr als 2/6 beanspruchter Muskulatur von der Gesamtmuskelmasse kann die Belastung des Herz-Kreislauf-Systems limitierender Faktor für das Training sein.

Die Chronologie des Übungsaufbaus und die gegenwärtige Belastungsfähigkeit der zu trainierenden Muskulatur leitet sich aus dem Testergebnis ab. Bei der Trainingssteuerung muß darauf geachtet werden, daß die Trainingsreize nach ca. vier Wochen in bezug auf Ausgangsstellung, Bewegungsdynamik, Bewegungsamplitude und Übungsauswahl variiert werden. Treten Schmerzen oder Überlastung am passiven Bewegungsapparat auf, verändert man die Belastung oder wählt eine andere Übung mit gleichem Ziel und Inhalt aus.

Bei den folgenden Rehatrain-Übungen können einzelne Angaben zur Trainingsmethode oder -intensität fehlen. Sie wurden bewußt weggelassen, wenn die Übung.

- *primär therapeutisch interpretiert wird (Mobilisation, Innervation u. a. m.)*
- *bradytrophe Strukturen in ihrer „Belastungslinie" stimuliert werden sollen*
- *allfällige Bewegungsschmerzen eine Bewegungsmodifikation erfordern*
- *die Neigung zu pathomechanischen Störungen erhöht ist.*

8

Hüftgelenke · Lendenwirbelsäule

Bewegungskomponenten/ Schaltstelle der Bewegung	Flex/Ext Ext/Flex
Primärbeweger	▸ M. iliacus ▸ M. psoas major ▸ M. rectus femoris ▸ M. adductor longus ▸ M. tensor fasciae latae
Synergisten	▸ M. longissimus lumborum ▸ M. iliocostalis lumborum

Ausgangsstellung   Endstellung

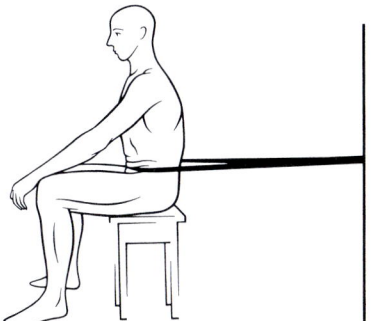 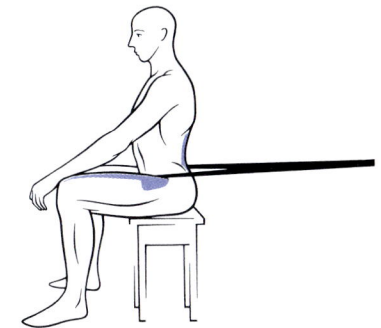

Trainingsziel	Verbesserung der selektiven Innervationsfähigkeit der Primärbeweger im Sinne der intermuskulären Koordination im Lenden-Becken-Hüft-Bereich als Voraussetzung für die muskuläre Sicherung des lumbosakralen Überganges.
Trainingsmethoden	–
Stufen der Belastungsintensität	2
Anmerkung	Die exzentrisch kontrollierte Extension des Beckens in den Hüftgelenken darf nicht zu einem flexorischen Zusammensinken der Wirbelsäule führen.

Hüftgelenk · Kniegelenk

Bewegungskomponenten/ Schaltstelle der Bewegung	Flex/Ext Flex/Ext
Primärbeweger	▸ M. iliopsoas ▸ M. tensor fasciae latae ▸ M. rectus femoris ▸ M. sartorius
Synergisten	▸ M. pectineus ▸ M. adductor longus ▸ M. obturatorius externus

Ausgangsstellung   Endstellung

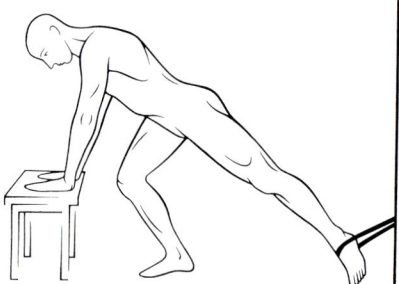 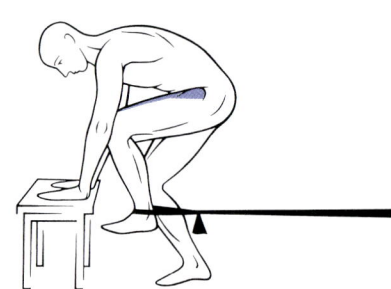

Trainingsziel	Verbesserung der Kraftausdauerfähigkeit der Primärbeweger unter Entlastung der hüftgelenk- und wirbelsäulen-stabilisierenden Muskulatur.
Trainingsmethoden Stufen der Belastungsintensität	3 (dynamisch schnell) 2 / 3
Anmerkung	Der Fuß des Spielbeines bewegt sich während der ganzen Bewegung knapp über dem Boden.

Hüftgelenk · Kniegelenk

Bewegungskomponenten/ Schaltstelle der Bewegung	Ext/Flex Ext/Flex
Primärbeweger	▸ M. glutaeus maximus ▸ M. biceps femoris, Caput longum ▸ M. semimembranosus ▸ M. semitendinosus ▸ M. adductor magnus
Synergisten	▸ M. adductor brevis/minimus ▸ M. glutaeus medius/minimus, Pars dorsalis

Ausgangsstellung   Endstellung

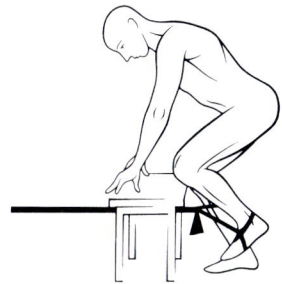 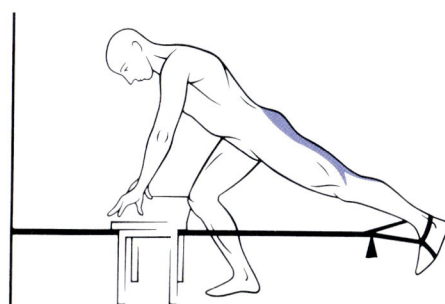

Trainingsziel	Verbesserung der Kraftausdauerfähigkeit der ischiokruralen Muskulatur über ihre Hüftstreckfunktion unter Berücksichtigung der funktionellen Arbeitsweise.
Trainingsmethoden	3
Stufen der Belastungsintensität	2 / 3
Anmerkungen	Die Patella des Standbeines findet einen räumlichen Fixpunkt am Abstützgegenstand. Der Fuß des Spielbeines bewegt sich mit geringem und konstantem Abstand parallel zum Boden bis zur vollständigen Hüftstreckung. Die Übung kann auch dynamisch-schnell ausgeführt werden.

Hüftgelenk

Bewegungskomponenten/ Schaltstelle der Bewegung	Ext/Flex
Primärbeweger	▸ M. glutaeus maximus ▸ M. glutaeus medius/minimus (Pars dorsalis) ▸ M. adductor magnus
Synergisten	▸ M. adductor brevis ▸ M. semitendinosus ▸ M. semimembranosus ▸ M. biceps femoris, Caput longum

Ausgangsstellung   Endstellung

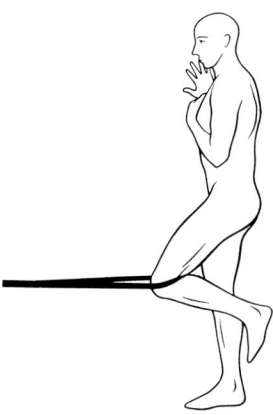 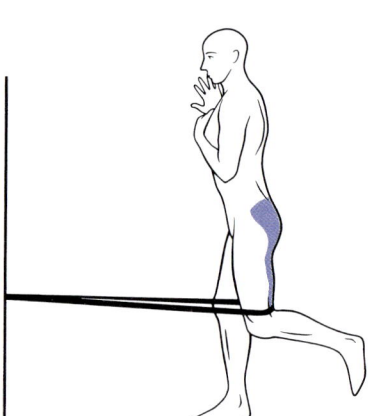

Trainingsziele	Verbesserung der intramuskulären Koordination im Sinne einer willkürlichen maximalen Kontraktion der Primärbeweger.
Trainingsmethoden Stufen der Belastungsintensität	3 / 6 (Endstellung) –
Anmerkungen	Eine weiterlaufende Extension auf die Lendenwirbelsäule muß aktiv widerlagert werden. Das Kniegelenk des Standbeines bleibt in ca. 20°-Flexion dynamisch stabilisiert.

8

Hüftgelenk

Bewegungskomponenten/ Schaltstelle der Bewegung	Add/Abd
Primärbeweger	▸ M. adductor longus/brevis ▸ M. pectineus ▸ M. gracilis ▸ M. adductor magnus ▸ M. quadratus femoris
Synergisten	▸ M. iliacus ▸ M. rectus femoris ▸ M. sartorius

Ausgangsstellung   Endstellung

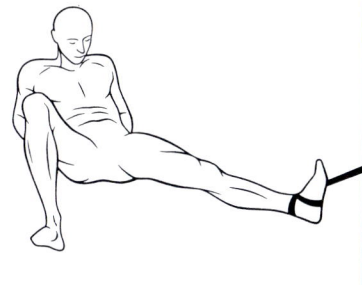 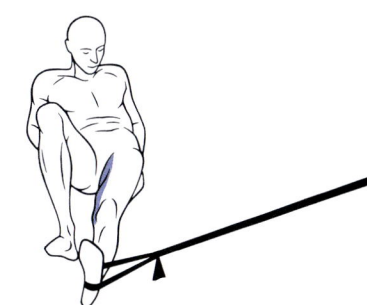

Trainingsziele	Verbesserung der intramuskulären Koordinationsfähigkeit der Primärbeweger über den vollen aktiv erreichbaren Bewegungsausschlag unter flexorisch kontrollierter Hubbelastung. Verbesserung der Inhibitionsfähigkeit der Primärbeweger durch passiven Zug in der Ausgangsstellung. Passive Dehnung der Primärbeweger in der Ausgangsstellung.
Trainingsmethoden	3
Stufen der Belastungsintensität	–
Anmerkungen	Während das extendierte Bein parallel über den Boden geführt wird, bleibt das Hüftgelenk der Spielbeinseite durch aktive Extension vom Becken weitgehend gestreckt.

Hüftgelenk

Bewegungskomponenten/ Schaltstelle der Bewegung	Add/Abd
Primärbeweger	▸ M. adductor magnus ▸ M. adductor brevis ▸ M. adductor longus ▸ M. pectineus ▸ M. gracilis ▸ M. quadratus femoris
Synergisten	▸ M. glutaeus maximus (kaudaler Teil)

Ausgangsstellung   Endstellung

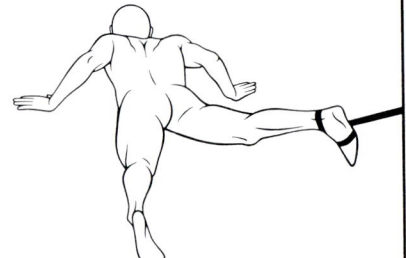
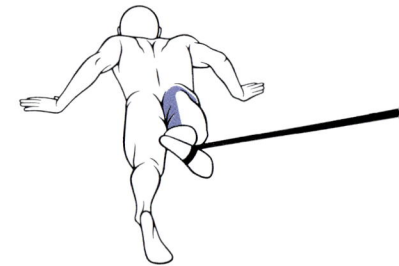

Trainingsziel	Verbesserung der intramuskulären Koordinationsfähigkeit der Primärbeweger über den vollen aktiv erreichbaren Bewegungsausschlag unter extensorisch kontrollierter Hubbelastung. Passive Dehnung der Primärbeweger in der Ausgangsstellung.
Trainingsmethoden	3
Stufen der Belastungsintensität	–
Anmerkung	Die willkürliche Kontraktion des M. glutaeus maximus soll eine vollständige Streckung der Hüfte garantieren und eine Hyperlordosierung der Lendenwirbelsäule verhindern.

Hüftgelenk (Standbein) · Lendenwirbelsäule

Bewegungskomponenten/ Schaltstelle der Bewegung	Abd/Add Lateralflex
Primärbeweger	▸ M. glutaeus medius ▸ M. glutaeus minimus ▸ M. tensor fasciae latae
Synergisten	▸ M. piriformis ▸ M. glutaeus maximus (kranialer Teil) ▸ kontralaterale Rumpfmuskulatur

Ausgangsstellung　　　　　　　　Endstellung

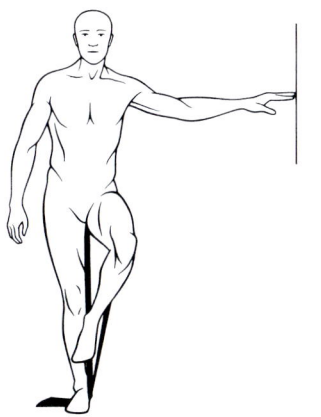 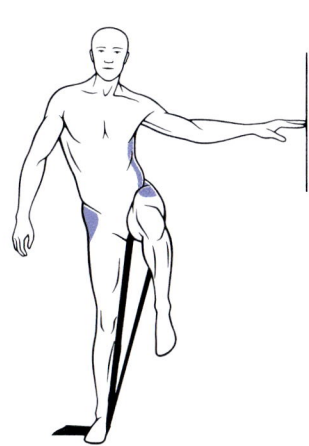

Trainingsziel	Verbesserung der Maximalkraftfähigkeit der Primärbeweger über den vollen aktiv erreichbaren Bewegungsausschlag im Sinne der muskulären Kontrolle des Beckens am Standbein.
Trainingsmethoden	–
Stufen der Belastungsintensität	3
Anmerkung	Zur maximalen Vergrößerung des ab- und adduktorischen Bewegungsausschlages muß der Drehpunkt nach medial bzw. lateral verschoben werden.

Hüftgelenk (Spielbein) · Hüftgelenk (Standbein)

Bewegungskomponenten/ Schaltstelle der Bewegung	Abd/Add dynam. Stabilisation
Primärbeweger	▸ M. glutaeus medius ▸ M. glutaeus minimus ▸ M. tensor fasciae latae ▸ M. piriformis
Synergisten	▸ M. glutaeus maximus (kranialer Teil) ▸ M. sartorius ▸ Adduktoren

Ausgangsstellung   Endstellung

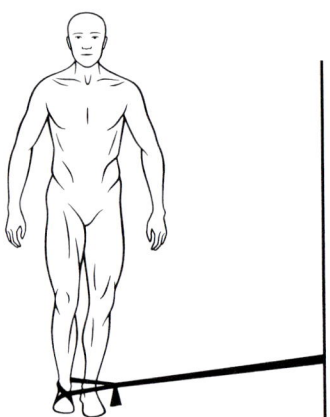 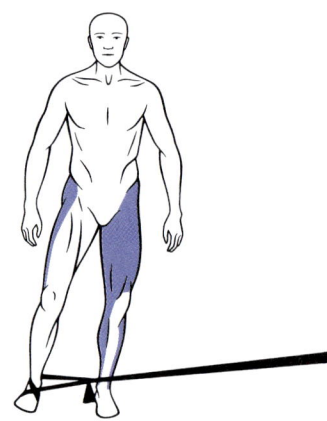

Trainingsziele	Verbesserung der dynamischen Stabilisationsfähigkeit der Primärbeweger in ihrer Standbeinfunktion. Schulung der intermuskulären Koordination zwischen der pelvi-trochanteren Muskulatur und ihrer Antagonisten.
Trainingsmethoden	3 (dynamisch-schnell) / 6 (Standbein)
Stufen der Belastungsintensität	3
Anmerkung	Zur Erhöhung der Intensität der muskulären Aktivität kann die Primärbewegung dynamisch-schnell ausgeführt werden.

Hüftgelenk

Bewegungskomponenten/ Schaltstelle der Bewegung	Abd/Add
Primärbeweger	▶ M. glutaeus medius ▶ M. glutaeus minimus ▶ M. tensor fasciae latae ▶ M. piriformis
Synergisten	▶ M. glutaeus maximus (kranialer Teil) ▶ M. sartorius

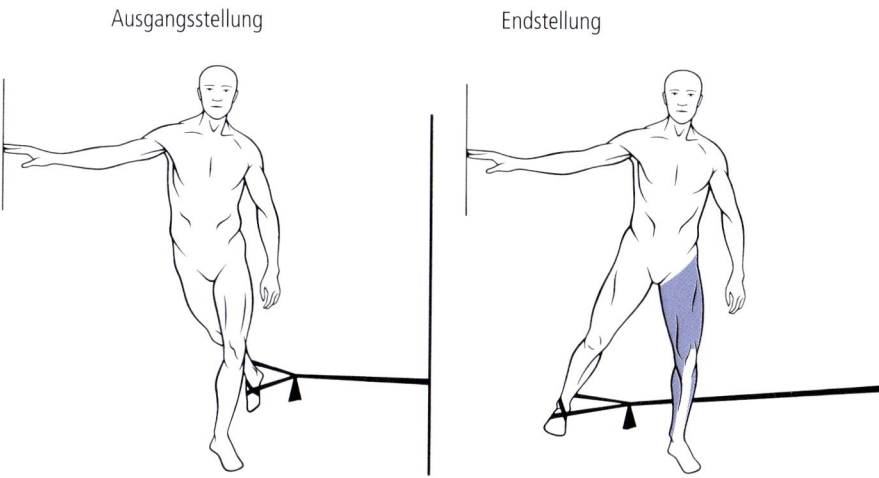

Ausgangsstellung　　　　Endstellung

Trainingsziel	Verbesserung der Kraftausdauerfähigkeit der Primärbeweger über den vollen aktiv erreichbaren Bewegungsausschlag.
Trainingsmethoden	3 (dynamisch-schnell) / 6 (Standbein)
Stufen der Belastungsintensität	3
Anmerkungen	Der Fuß des Spielbeines wird mit zunehmendem Abstand zum Boden nach lateral geführt. Dies ermöglicht die Übertragung der Beckenbewegung auf das Hüftgelenk des Standbeins.

Hüftgelenk

Bewegungskomponenten/ Schaltstelle der Bewegung	AR/IR
Primärbeweger	▶ M. glutaeus maximus ▶ M. glutaeus medius/minimus (Pars dorsalis) ▶ M. piriformis ▶ M. gemellus superior/inferior ▶ M. obturatorius internus/externus
Synergisten	▶ M. quadratus femoris ▶ M. adductor brevis

Ausgangsstellung 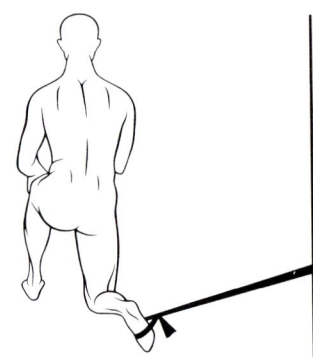   Endstellung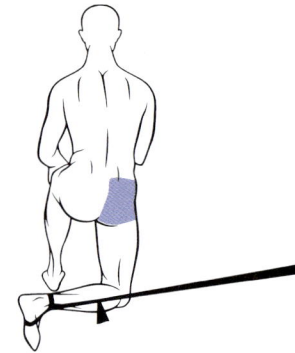

Trainingsziel	Verbesserung der intermuskulären Koordinationsfähigkeit der Primärbeweger und ihrer Antagonisten im Sinne der außenrotatorischen Mobilisation.
Trainingsmethoden	–
Stufen der Belastungsintensität	2 / 3
Anmerkung	Eine rotatorisch weiterlaufende Bewegung des Beckens muß unter Beibehaltung der Hüftextension vermieden werden.

Hüftgelenk

Bewegungskomponenten/ Schaltstelle der Bewegung	IR/AR
Primärbeweger	▶ M. adductor magnus ▶ M. tensor fasciae latae ▶ M. glutaeus medius/minimus (Pars ventralis) ▶ M. adductor magnus

Ausgangsstellung   Endstellung

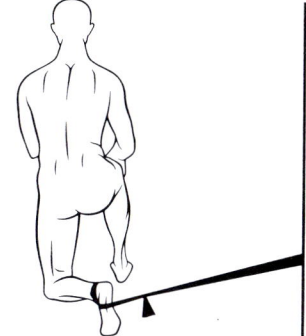 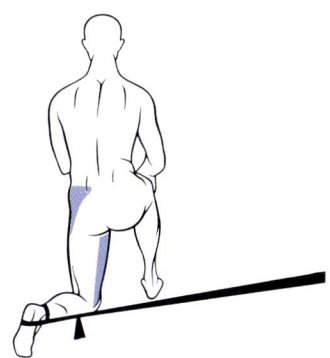

Trainingsziel	Verbesserung der Maximalkraftfähigkeit der Primärbeweger im Sinne der innenrotatorischen Mobilisation.
Trainingsmethoden	–
Stufen der Belastungsintensität	2 / 3
Anmerkung	Eine rotatorisch weiterlaufende Bewegung auf das Becken muß vermieden werden.

Hüftgelenk

Bewegungskomponenten/ Schaltstelle der Bewegung	AR/IR
Primärbeweger	▸ M. glutaeus maximus ▸ M. glutaeus medius/minimus (Pars dorsalis) ▸ M. piriformis ▸ M. gemellus superior/inferior ▸ M. obturatorius internus/externus
Synergisten	▸ M. quadratus femoris ▸ M. adductor brevis

Ausgangsstellung   Endstellung

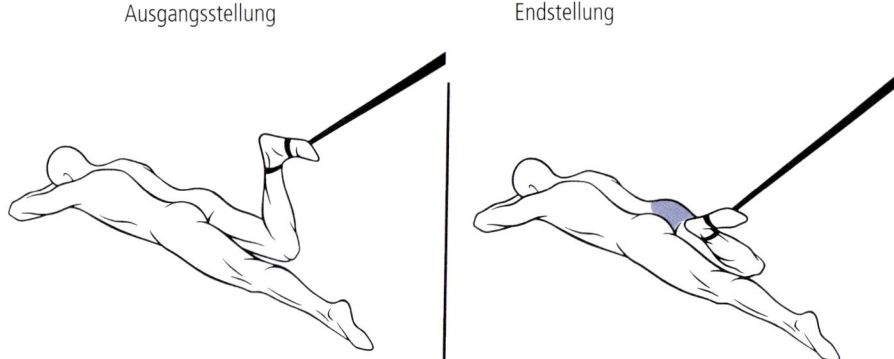

Trainingsziel	Verbesserung der intermuskulären Koordinationsfähigkeit der Primärbeweger und ihrer Antagonisten im Sinne der außenrotatorischen Mobilisation.
Trainingsmethoden	3 (nur bei externer Beckenfixation)
Stufen der Belastungsintensität	2 / 3
Anmerkungen	Eine rotatorisch weiterlaufende Bewegung des Beckens muß unter Beibehaltung der Hüftextension vermieden werden. Auf eine fronto-sagittale Einstellung der Oberschenkellängsachse muß geachtet werden.

Hüftgelenk

Bewegungskomponenten/ Schaltstelle der Bewegung	IR/AR
Primärbeweger	▸ M. adductor magnus ▸ M. tensor fasciae latae ▸ M. glutaeus medius/minimus (Pars ventralis) ▸ M. adductor magnus

Ausgangsstellung　　　　　Endstellung

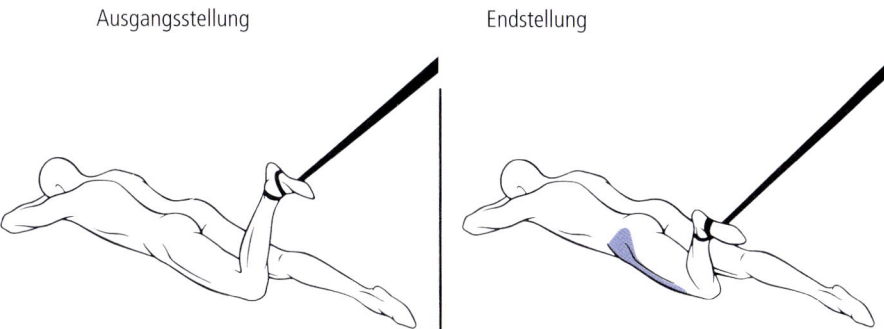

Trainingsziel	Verbesserung der Maximalkraftfähigkeit der Primärbeweger im Sinne der innenrotatorischen Mobilisation.
Trainingsmethoden	3 (nur bei externer Beckenfixation)
Stufen der Belastungsintensität	2 / 3
Anmerkungen	Eine rotatorisch weiterlaufende Bewegung auf das Becken muß vermieden werden. Auf eine fronto-sagittale Einstellung der Oberschenkellängsachse muß geachtet werden.

Hüftgelenk (Standbein) · Wirbelsäule

Bewegungskomponenten/ Schaltstelle der Bewegung	AR/IR Rotation
Primärbeweger	▶ M. glutaeus medius/minimus ▶ M. glutaeus maximus ▶ M. piriformis ▶ M. gemellus inferior/superior ▶ M. obturatorius internus/externus
Synergisten	▶ M. tensor fasciae latae ▶ M. adductor brevis/M. pectineus

Ausgangsstellung   Endstellung

Trainingsziele	Verbesserung der intermuskulären Koordinationsfähigkeit der Primärbeweger über eine betont auxotonische Belastungsform der pelvi-trochanteren Muskulatur. Schulung der Gleichgewichtsfähigkeit im Einbeinstand.
Trainingsmethoden	–
Stufen der Belastungsintensität	2
Anmerkung	Die Beckenrotation im Hüftgelenk des Standbeines muß in Knie- und Fußgelenken aktiv widerlagert werden.

Hüftgelenk (Standbein) · Wirbelsäule

Bewegungskomponenten/ Schaltstelle der Bewegung	IR/AR Rotation
Primärbeweger	▸ M. glutaeus medius/minimus ▸ M. tensor fasciae latae ▸ M. adductor magnus
Synergisten	▸ M. glutaeus maximus ▸ M. iliacus ▸ M. psoas major

Ausgangsstellung   Endstellung

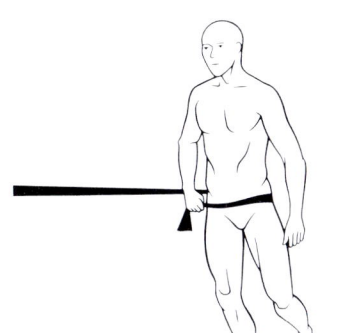
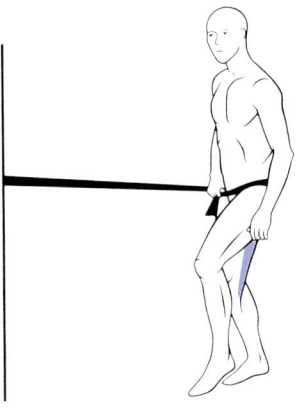

Trainingsziele	Verbesserung der intermuskulären Koordinationsfähigkeit der Primärbeweger unter betont auxotonischer Belastungsform der kleinen Glutealmuskeln. Schulung der Gleichgewichtsfähigkeit im Einbeinstand.
Trainingsmethoden	–
Stufen der Belastungsintensität	2
Anmerkung	Die Beckenrotation im Hüftgelenk des Standbeines muß in Knie- und Fußgelenken aktiv widerlagert werden.

Sprunggelenke · Kniegelenke · Hüftgelenke

Bewegungskomponenten/ Schaltstelle der Bewegung	Plantarflex/Dorsalext Ext/Flex Ext/Flex
Primärbeweger	▶ M. triceps surae ▶ M. quadriceps femoris ▶ M. glutaeus medius/minimus ▶ M. glutaeus maximus
Synergisten	▶ ischiokrurale Muskulatur ▶ M. adductor magnus/longus/brevis ▶ M. peroneus longus/brevis ▶ M. tibialis anterior/posterior

Ausgangsstellung   Endstellung

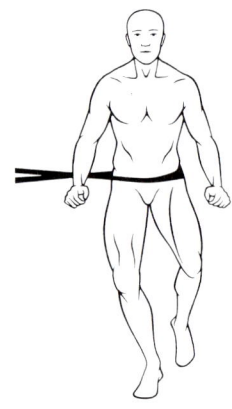
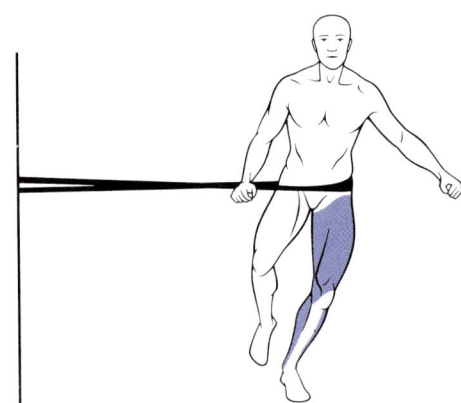

Trainingsziele	Verbesserung der intra- und intermuskulären Koordination im Sinne der seitlichen Sprungkraftfähigkeit. Schulung der allgemeinen anaeroben Leistungsfähigkeit der Beine.
Trainingsmethoden	anaerob-laktazide Sprungkraftausdauer
Stufen der Belastungsintensität	4
Anmerkungen	Die seitliche Sprungweite hat sich der individuellen Möglichkeit der dynamischen Stabilisation der Beinachsen anzupassen und darf in der Ausgangsstellung nicht zu einer Entspannung des Gummibandes führen.

8

Sprunggelenk · Kniegelenk · Hüftgelenk

Bewegungskomponenten/ Schaltstelle der Bewegung	Plantarflex/Dorsalext Ext/Flex Ext/Flex
Primärbeweger	▶ M. triceps surae ▶ M. quadriceps femoris ▶ M. glutaeus medius/minimus
Synergisten	▶ M. biceps femoris ▶ M. semimembranosus/M. semitendinosus ▶ M. piriformis ▶ M. glutaeus maximus

Ausgangsstellung   Endstellung

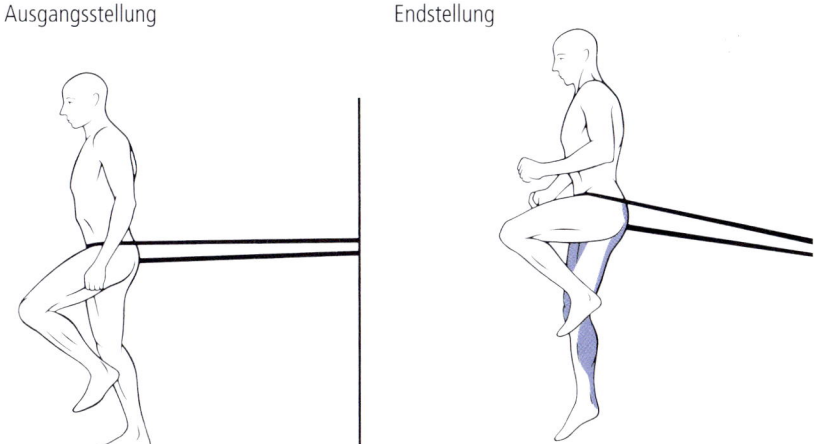

Trainingsziele	Verbesserung der intermuskulären Koordination der Primärbeweger im Sinne der vertikalen Sprungkraftfähigkeit und der lokalen aeroben Leistungsfähigkeit des Sprungbeins in zyklischer Belastungsform.
Trainingsmethoden	anaerob-laktazide Sprungkraftausdauer
Stufen der Belastungsintensität	3
Anmerkung	Das einbeinige Springen ist als standortkonstante Übung zu verstehen, bei welcher sich die Sprunghöhe der individuellen Möglichkeit der dynamischen Stabilisation der Beinachsen anzupassen hat.

Sprunggelenk · Kniegelenk · Hüftgelenk

Bewegungskomponenten/ Schaltstelle der Bewegung	Plantarflex/Dorsalext Ext/Flex Ext/Flex
Primärbeweger	▸ M. triceps surae ▸ M. quadriceps femoris ▸ M. glutaeus medius/minimus
Synergisten	▸ M. biceps femoris ▸ M. semimembranosus/M. semitendinosus ▸ M. piriformis ▸ M. glutaeus maximus

Ausgangsstellung 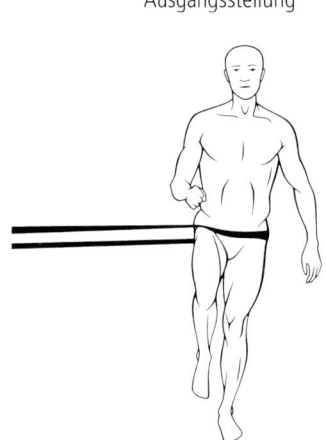   Endstellung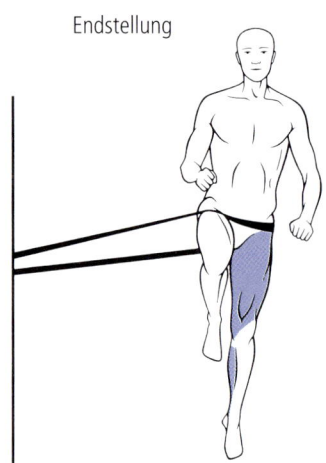

Trainingsziele	Verbesserung der intermuskulären Koordination der Primärbeweger im Sinne der vertikalen Sprungkraftfähigkeit und der lokalen aeroben Leistungsfähigkeit des Sprungbeins in zyklischer Belastungsform.
Trainingsmethoden	anaerob-laktazide Sprungkraftausdauer
Stufen der Belastungsintensität	3
Anmerkung	Das einbeinige Springen ist als standortkonstante Übung zu verstehen, bei welcher sich die Sprunghöhe der individuellen Möglichkeit der dynamischen Stabilisation der Beinachsen anzupassen hat.

8

Sprunggelenke · Kniegelenke · Hüftgelenke

Bewegungskomponenten/ Schaltstelle der Bewegung	Plantarflex/Dorsalext Ext/Flex Ext/Flex
Primärbeweger	▸ M. glutaeus maximus ▸ M. quadriceps femoris ▸ ischiokrurale Muskulatur ▸ M. triceps surae
Synergisten	▸ M. iliopsoas ▸ lumbale Extensoren ▸ M. latissimus dorsi ▸ M. biceps brachii

Ausgangsstellung   Endstellung

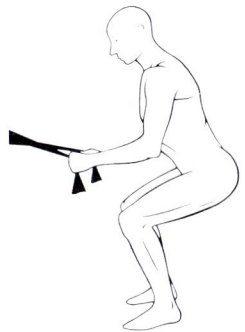   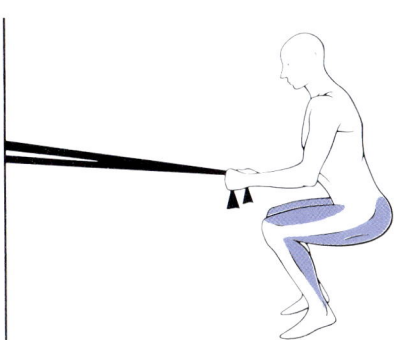

Trainingsziel	Verbesserung der intermuskulären Koordinationsfähigkeit im Sinne der exzentrischen Kontrollfunktion der Primärbeweger.
Trainingsmethoden	11 Reaktive Schnellkraft
Stufen der Belastungsintensität	4 / 5
Anmerkung	Unter der Voraussetzung einer korrekten lumbosakralen Verankerung und Achsenbelastung der Beine soll in der Endstellung die Hüftflexion maximal sein und die Knieflexion 90° deutlich überschreiten.

Kniegelenke · Hüftgelenke

Bewegungskomponenten/ Schaltstelle der Bewegung	Ext/Flex Ext/Flex
Primärbeweger	▸ M. quadriceps femoris 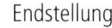 ▸ M. glutaeus maximus ▸ M. semitendinosus ▸ M. semimembranosus ▸ M. biceps femoris
Synergisten	▸ M. triceps surae ▸ M. iliopsoas

Ausgangsstellung 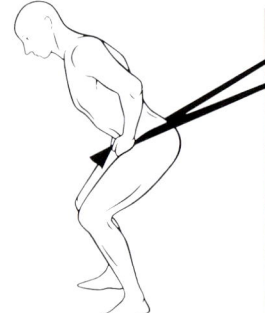   Endstellung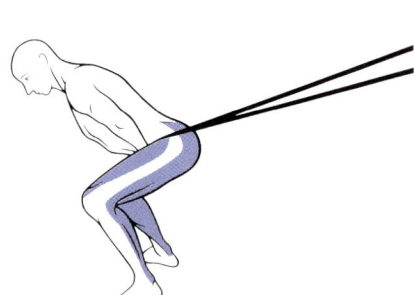

Trainingsziel	Verbesserung der horizontalen Sprungkraftfähigkeit unter exzentrisch kontrollierender Aktivität der Primärbeweger.
Trainingsmethoden Stufen der Belastungsintensität	11 Reaktive Schnellkraft 4 / 5
Anmerkung	Auf eine korrekte Achsenbelastung der Beine ist ebenso zu achten wie auf eine gute lumbosakrale Verankerung.

8

Oberes Sprunggelenk · Kniegelenk · Hüftgelenk

Bewegungskomponenten/ Schaltstelle der Bewegung	Plantarflex/Dorsalext Ext/Flex Ext/Flex
Primärbeweger	▸ M. triceps surae ▸ M. quadriceps femoris ▸ M. ischiokrurale Muskulatur ▸ M. glutaeus maximus
Synergisten	▸ M. glutaeus medius/minimus ▸ M. piriformis

Ausgangsstellung   Endstellung

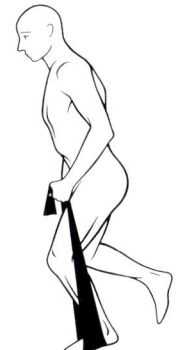 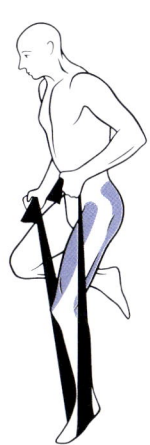

Trainingsziele	Verbesserung der intramuskulären Koordinationsfähigkeit der Primärbeweger am Umkehrpunkt der Bewegung. Optimierung des Wechsels von exzentrischer zu konzentrischer Aktivität der Primärbeweger mittels Vorspannung.
Trainingsmethoden	Reaktive Schnellkraft DVZ
Stufen der Belastungsintensität	5 / 6
Anmerkung	Knie- und Hüftflexion sind so zu wählen, daß eine korrekte und dynamisch-kontrollierte Belastung der Beinachsen möglich ist.

Kniegelenk

Bewegungskomponenten/Schaltstelle der Bewegung	Ext/Flex
Primärbeweger	▸ M. quadriceps femoris
Synergisten	▸ M. tensor fasciae latae ▸ M. sartorius ▸ M. iliopsoas

Ausgangsstellung

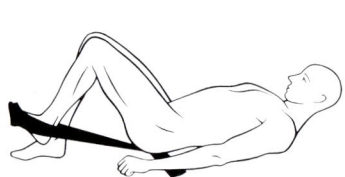

Endstellung

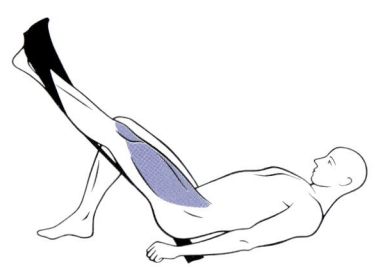

Trainingsziel	Verbesserung der Kraftausdauerqualität der Primärbeweger mit Betonung auf maximaler Kniestreckung.
Trainingsmethoden	1 / 3 / 4
Stufen der Belastungsintensität	4
Anmerkungen	Ein medialer Kontakt der Kniegelenke erleichtert die räumliche Fixation des Knies. Auf eine vollständige Streckung des Kniegelenkes ist zu achten. Die Bewegung kann vorzugsweise bei Patellarproblemen rascher ausgeführt werden.

8

Kniegelenk

Bewegungskomponenten/ Schaltstelle der Bewegung	Ext/Flex
Primärbeweger	▶ M. rectus femoris ▶ M. vastus lateralis ▶ M. vastus medialis ▶ M. vastus intermedius
Synergisten	▶ M. tensor fasciae latae

Ausgangsstellung   Endstellung

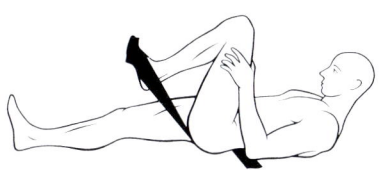
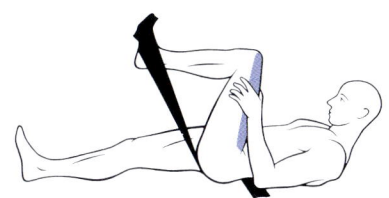

Trainingsziel	Verbesserung der intramuskulären Koordinationsfähigkeit der Primärbeweger aus maximaler Knieflexion.
Trainingsmethoden	1 / 3 / 4
Stufen der Belastungsintensität	4
Anmerkung	Die Bewegungsumkehr hat vor dem Weichteilstop zu erfolgen, damit sich der M. quadriceps während der Übung nie entspannen kann. Die Übung eignet sich häufig bei Femoropatellar-Problemen.

Kniegelenk · Hüftgelenk

Bewegungskomponenten/ Schaltstelle der Bewegung	Ext/Flex Ext/Flex
Primärbeweger	▸ M. quadriceps femoris
Synergisten	▸ M. semimembranosus ▸ M. semitendinosus ▸ M. biceps femoris ▸ M. glutaeus maximus ▸ M. adductor magnus

Ausgangsstellung　　　　　　　　Endstellung

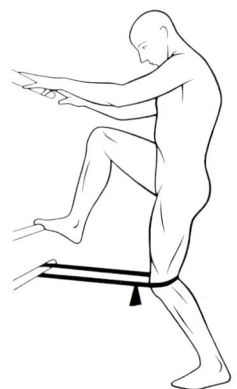 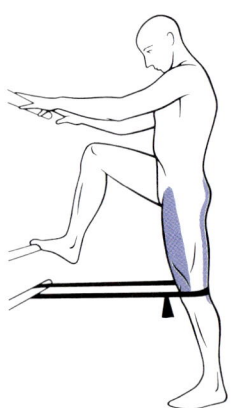

Trainingsziel	Verbesserung der Maximalkraftfähigkeit des Primärbewegers im Bewegungsausmaß der Schlußstreckung des Kniegelenkes.
Trainingsmethoden Stufen der Belastungsintensität	3 / 4 / 6 (Endstellung) 4 / 5
Anmerkungen	Die aktiv mögliche maximale Knieextension muß erreicht werden. Eine weiterlaufende Bewegung in die Lendenwirbelsäule muß aktiv widerlagert werden.

Kniegelenk · Hüftgelenk · Sprunggelenk

Bewegungskomponenten/ Schaltstelle der Bewegung	Ext/Flex Ext/Flex Plantarflex/Dorsalext
Primärbeweger	▸ M. quadriceps femoris
Synergisten	▸ ischiokrurale Muskulatur ▸ M. biceps femoris ▸ Tractus iliotibialis ▸ M. adductor magnus ▸ M. glutaeus medius/minimus ▸ M. peronaeus longus/brevis

Ausgangsstellung   Endstellung

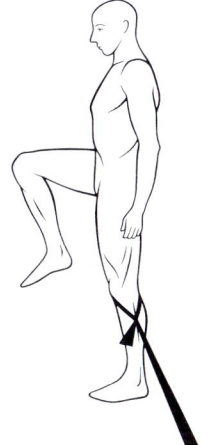
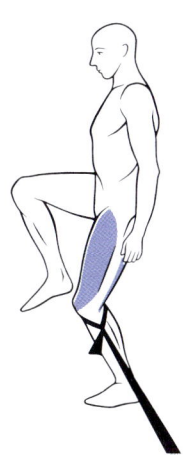

Trainingsziel	Verbesserung der intermuskulären Koordination zur aktiven Kontrolle der Beinachsen unter varisierender Biegebelastung am Kniegelenk.
Trainingsmethoden	11 dynamisch-schnell
Stufen der Belastungsintensität	2
Anmerkungen	Ein rotatorisches Abweichen der Flexions/Extensionsachse des Kniegelenkes muß vermieden werden. Zur Vermeidung einer Hyperlordosierung der Lendenwirbelsäule muß das Spielbein im Hüftgelenk maximal flektiert werden.

Kniegelenke · Hüftgelenke

Bewegungskomponenten/ Schaltstelle der Bewegung	Ext/Flex Ext/Flex
Primärbeweger	▶ M. rectus femoris ▶ M. glutaeus maximus ▶ M. semimembranosus ▶ M. semitendinosus ▶ M. biceps femoris
Synergisten	▶ M. adductor magnus

Ausgangsstellung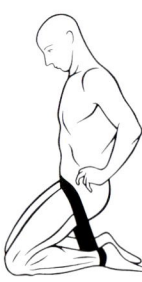

Endstellung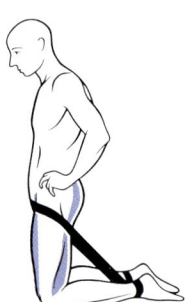

Trainingsziele	Verbesserung der intermuskulären Koordinationsfähigkeit zwischen dem M. rectus femoris und M. glutaeus maximus bzw. der ischiokruralen Muskulatur. Schulung der Maximalkraftfähigkeit des M. rectus femoris in Umkehrfunktion.
Trainingsmethoden	–
Stufen der Belastungsintensität	4
Anmerkung	Die Bewegung muß initial mit einer Extension des Beckens in den Hüftgelenken eingeleitet werden.

Kniegelenk · Hüftgelenk

Bewegungskomponenten/ Schaltstelle der Bewegung	Flex/Ext Flex/Ext
Primärbeweger	▶ M. biceps femoris ▶ M. semimembranosus ▶ M. semitendinosus ▶ M. sartorius ▶ M. gracilis
Synergisten	▶ M. gastrocnemius ▶ M. iliopsoas ▶ M. tensor fasciae latae

Ausgangsstellung   Endstellung

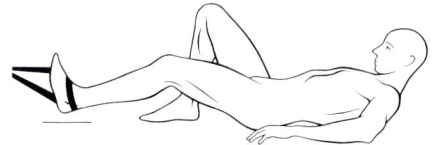　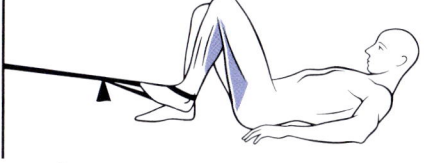

Trainingsziel	Verbesserung der Kraftausdauerfähigkeit der Primärbeweger über das volle aktiv erreichbare Bewegungsausmaß unter Berücksichtigung der physiologischen Arbeitsweise dieser Muskelgruppe.
Trainingsmethoden	3
Stufen der Belastungsintensität	4
Anmerkungen	Das Bein darf während beiden Bewegungsphasen nicht auf dem Boden abgestellt werden. Das Anheben des Kopfes und Aufstellen des anderen Beines soll eine weiterlaufende Bewegung verhindern.

Kniegelenk

Bewegungskomponenten/ Schaltstelle der Bewegung	Flex/Ext
Primärbeweger	▶ M. biceps femoris ▶ M. semimembranosus ▶ M. semitendinosus ▶ M. gastrocnemius
Synergisten	▶ M. popliteus ▶ M. glutaeus maximus

Ausgangsstellung

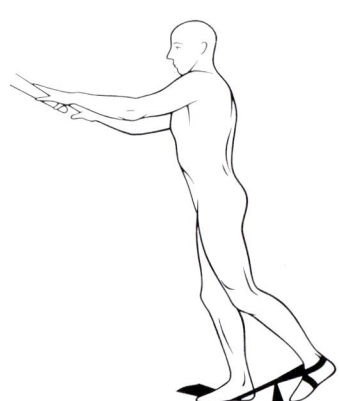

Endstellung

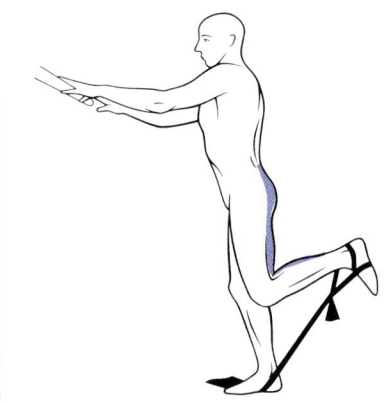

Trainingsziel	Verbesserung der Kraftausdauerfähigkeit der Primärbeweger unter der Voraussetzung einer dynamischen Stabilisation des Hüftgelenkes.
Trainingsmethoden	3 (geringer Wiederstand)
Stufen der Belastungsintensität	4
Anmerkung	Eine differenzierte Aktivität der Semi-Gruppe oder des M. biceps femoris kann mit einer Innen- bzw. Außen-Rotation erreicht werden.

Kniegelenk · Hüftgelenk

Bewegungskomponenten/ Schaltstelle der Bewegung	Flex/Ext
Primärbeweger	▸ M. biceps femoris ▸ M. semimembranosus ▸ M. semitendinosus
Synergisten	▸ M. popliteus ▸ M. gastrocnemius ▸ M. glutaeus maximus

Ausgangsstellung   Endstellung

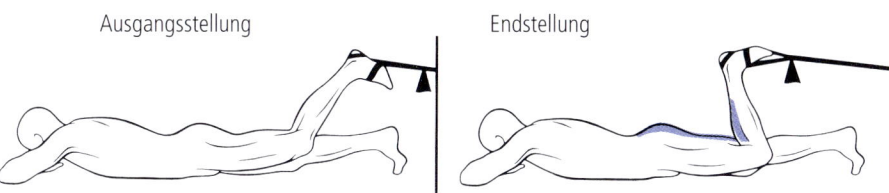

Trainingsziel	Verbesserung der Maximalkraftfähigkeit der Primärbeweger über ihre maximale Verkürzung bei gleichzeitiger Hubbelastung.
Trainingsmethoden	3 (geringer Wiederstand)
Stufen der Belastungsintensität	4
Anmerkungen	Die Oberschenkelvorderseite darf dem Boden nie aufliegen. Eine weiterlaufende Bewegung auf das Becken muß durch aktive Widerlagerung verhindert werden.

Kniegelenk

Bewegungskomponenten/ Schaltstelle der Bewegung	IR/AR
Primärbeweger	▸ M. popliteus ▸ M. sartorius ▸ M. semitendinosus ▸ M. semimembranosus ▸ M. gracilis
Synergisten	▸ M. tibialis posterior

Ausgangsstellung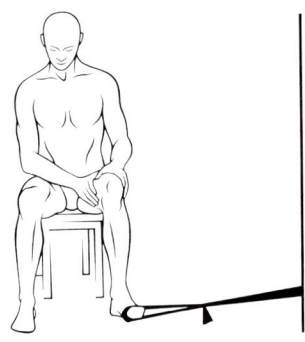

Endstellung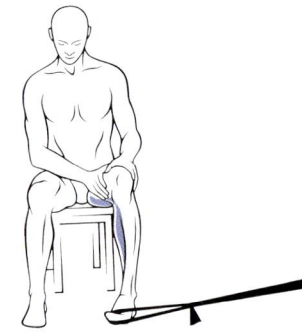

Trainingsziel	Verbesserung der innenrotatorischen Beweglichkeit in unbelasteter Knieflexion von 90°.
Trainingsmethoden	3
Stufen der Belastungsintensität	4
Anmerkung	Die Flexions/Extensionsachse des Kniegelenkes muß fronto-transversal ausgerichtet bleiben.

8

Kniegelenk

Bewegungskomponenten/ Schaltstelle der Bewegung	AR/IR
Primärbeweger	▸ M. biceps femoris, Caput longum/brevis
Synergisten	▸ M. tensor fasciae latae ▸ M. peronaeus longus/brevis

Ausgangsstellung

Endstellung

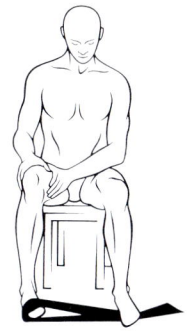
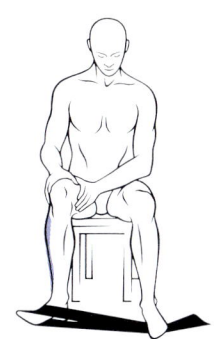

Trainingsziel	Verbesserung der außenrotatorischen Beweglichkeit in unbelasteter Knieflexion von 90°.
Trainingsmethoden	3
Stufen der Belastungsintensität	4
Anmerkung	Die Flexions/Extensionsachse des Kniegelenkes muß fronto-transversal ausgerichtet bleiben.

Kniegelenke · Sprunggelenke

Bewegungskomponenten/ Schaltstelle der Bewegung	AR/IR
Primärbeweger	▸ M. biceps femoris, Caput breve ▸ M. biceps femoris, Caput longum
Synergisten	▸ M. peronaeus longus/brevis ▸ M. tibialis anterior ▸ M. quadriceps femoris

Ausgangsstellung   Endstellung

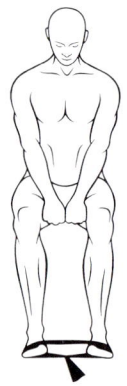 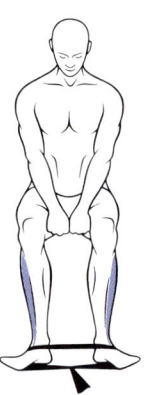

Trainingsziel	Verbesserung der Maximalkraftfähigkeit der Primärbeweger unter Überwindung der belastungsbedingten aktiven Kräfte an den Kniegelenken.
Trainingsmethoden	3 / 6
Stufen der Belastungsintensität	4
Anmerkungen	Die Rotation der Unterschenkel in den Kniegelenken erfolgt durch Drehung auf den Fersen. Die symmetrische Ausführung erlaubt einen Seitenvergleich der rotatorischen Beweglichkeit.

Sprunggelenk · Kniegelenk

Bewegungskomponenten/ Schaltstelle der Bewegung	Plantarflex/Dorsalext Ext/Flex
Primärbeweger	▸ M. gastrocnemius ▸ M. soleus ▸ M. quadriceps femoris
Synergisten	▸ M. peronaeus brevis/longus ▸ M. tibialis posterior ▸ M. flexor digitorum longus ▸ M. flexor hallucis longus

Ausgangsstellung   Endstellung

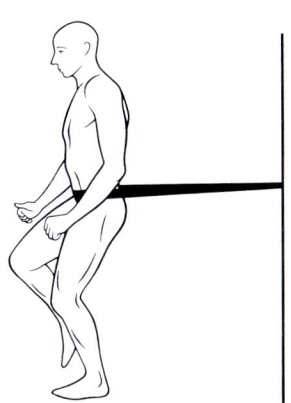
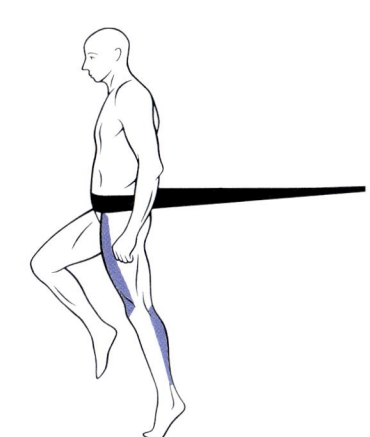

Trainingsziel	Verbesserung der intermuskulären Koordination der Primärbeweger im Sinne der Gleichgewichtsfähigkeit unter Hubbelastung und Verkleinerung der Unterstützungsfläche.
Trainingsmethoden	Intermuskuläre Koordination
Stufen der Belastungsintensität	Gleichgewicht
Anmerkung	Wenn das Trainingsziel im Einbeinstand noch nicht erreicht werden kann, darf die Übung mit einer Erleichterung angepaßt werden.

Sprunggelenk

Bewegungskomponenten/ Schaltstelle der Bewegung	Plantarflex/Dorsalext
Primärbeweger	▸ M. soleus
Synergisten	▸ M. peronaeus brevis/longus ▸ M. tibialis posterior ▸ M. flexor digitorum longus • M. flexor hallucis longus

Ausgangsstellung   Endstellung

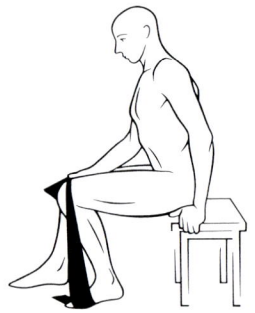   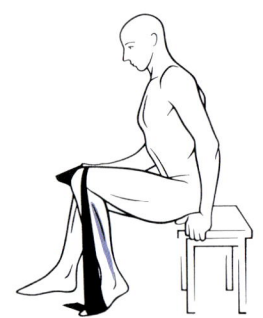

Trainingsziele	Verbesserung der Kraftausdauerfähigkeit des Primärbewegers ohne wesentliche Mitaktivität des M. gastrocnemius. Schulung der intermuskulären Koordinationsfähigkeit der Synergisten in ihrer Hauptfunktion als die Sprunggelenke stabilisierende Muskelgruppe.
Trainingsmethoden	3 / 4
Stufen der Belastungsintensität	4
Anmerkung	In der exzentrischen Phase erleichtert eine aktive Extension der Zehen die muskuläre Kontrolle der Bewegung.

Sprunggelenke · Zehengrundgelenke

Bewegungskomponenten/ Schaltstelle der Bewegung	Plantarflex/Dorsalext Ext/Flex
Primärbeweger	▶ M. soleus ▶ M. gastrocnemius ▶ M. tibialis posterior
Synergisten	▶ M. flexor digitorum longus ▶ M. flexor hallucis longus ▶ M. peroneus longus/brevis

Ausgangsstellung   Endstellung

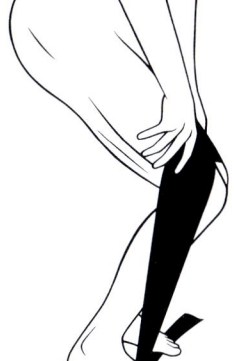 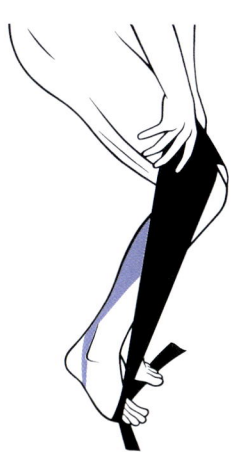

Trainingsziele	Verbesserung der Kraftausdauerfähigkeit der Primärbeweger und Schulung der gelenkstabilisierenden Funktion seiner Synergisten.
Trainingsmethoden	3
Stufen der Belastungsintensität	4
Anmerkung	Die Knieflexion muß während der Übung unverändert ca. 90° betragen.

Zehengelenke

Bewegungskomponenten/ Schaltstelle der Bewegung	Flex/Ext
Primärbeweger	▶ M. flexor digitorum longus ▶ M. flexor hallucis longus ▶ M. flexor digitorum brevis
Synergisten	▶ M. adductor hallucis ▶ M. abductor hallucis ▶ M. flexor digiti minimi ▶ M. abductor digiti minimi

Ausgangsstellung 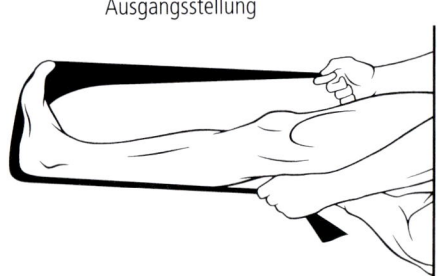   Endstellung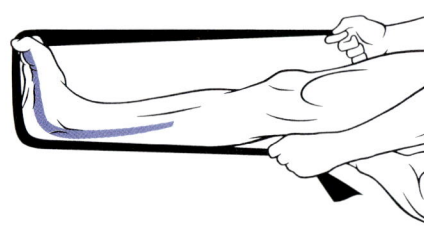

Trainingsziel	Verbesserung der Bewegungsfunktion der langen Zehenflexoren über ihre funktionelle Kontraktionsweise bei gleichzeitig aktiver Verspannung der Fußgewölbe.
Trainingsmethoden	Intermuskuläre Koordination
Stufen der Belastungsintensität	–
Anmerkung	Auf eine dynamisch-stabilisierte Dorsalextension des Fußes muß während beiden Bewegungsphasen geachtet werden.

Oberes Sprunggelenk · Zehengelenke

Bewegungskomponenten/ Schaltstelle der Bewegung	Dorsalext/Plantarflex Ext/Flex
Primärbeweger	▸ M. tibialis anterior ▸ M. extensor hallucis longus ▸ M. extensor digitorum longus

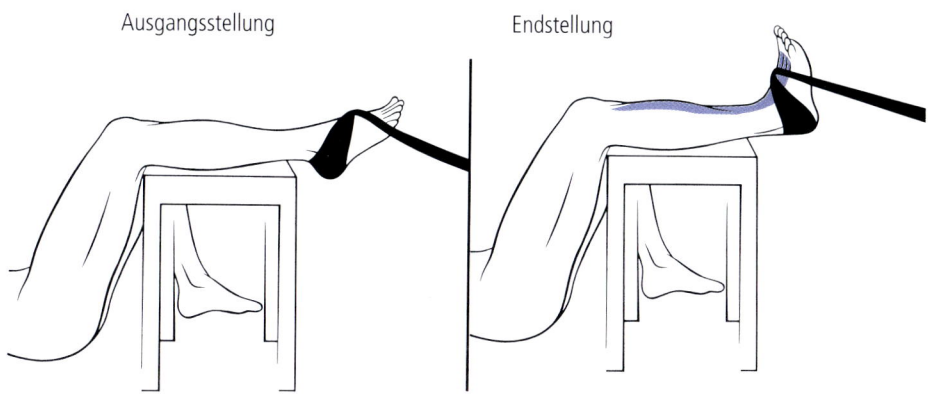

Ausgangsstellung   Endstellung

Trainingsziel	Verbesserung der Kraftausdauerfähigkeit der Primärbeweger.
Trainingsmethoden	3
Stufen der Belastungsintensität	4
Anmerkung	Die Lagerung in 90°-Flexion des Kniegelenkes hilft, den passiven Widerstand durch den M. gastrocnemius auf ein Minimum zu reduzieren.

Mittelfußgelenke · Unteres Sprunggelenk

Bewegungskomponenten/ Schaltstelle der Bewegung	Pronation/Supination
Primärbeweger	▸ M. peroneus longus ▸ M. extensor digitorum longus ▸ M. abductor hallucis ▸ M. flexor hallucis brevis ▸ M. adductor hallucis
Synergisten	▸ M. extensor hallucis longus ▸ M. quadratus plantae

Ausgangsstellung   Endstellung

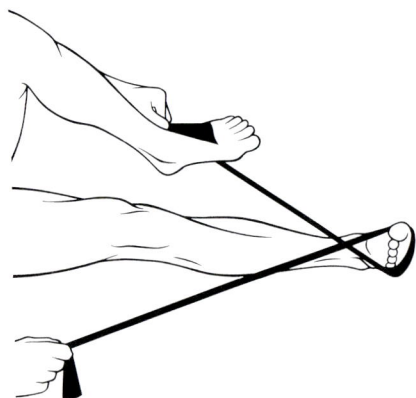 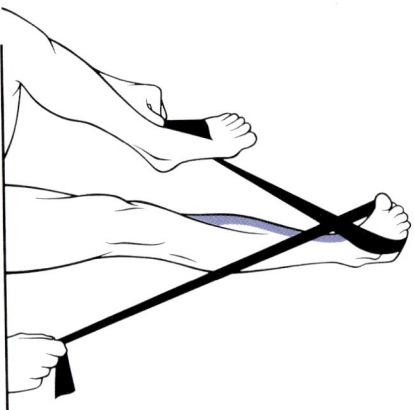

Trainingsziele	Verbesserung der Fähigkeit zur aktiven Verschraubung der subtalaren Fußplatte und Innervationsschulung der gewölbeverspannenden Muskulatur.
Trainingsmethoden Stufen der Belastungsintensität	Intermuskuläre Koordination Aktive Widerlagerung
Anmerkung	Die pronatorische Verschraubung ist dann erfolgt, wenn sich der Abstand zwischen Großzehengrundgelenk und Tuber calcanei sichtbar verkleinert hat.

8

Mittelfußgelenke

Bewegungskomponenten/ Schaltstelle der Bewegung	Pronation/Supination
Primärbeweger	▶ M. peroneus longus ▶ M. flexor hallucis longus/brevis ▶ M. adductor hallucis ▶ M. abductor hallucis
Synergisten	▶ M. extensor hallucis longus ▶ M. tibialis anterior/posterior

Ausgangsstellung   Endstellung

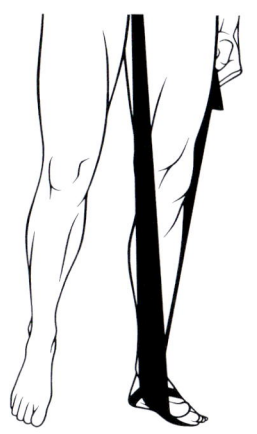 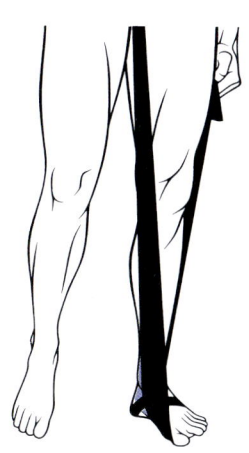

Trainingsziel	Verbesserung der pronatorischen Verschraubungsfähigkeit des Vorfußes gegen den aktiv stabilisierten Rückfuß unter Vollbelastung.
Trainingsmethoden	Intermuskuläre Koordination
Stufen der Belastungsintensität	Beinachsenbelastung
Anmerkungen	Die Pronation darf keine Medialrotation des Kniegelenkes zur Folge haben. Die konzentrische Bewegungsphase ist aus maximaler Inversion zu starten.

Untere Extremität 8

Unteres Sprunggelenk · Mittelfußgelenke · Kniegelenk

Bewegungskomponenten/ Schaltstelle der Bewegung	Eversion/Inversion Pronation/Supination AR/IR
Primärbeweger	▶ M. peroneus brevis ▶ M. peroneus longus ▶ M. peroneus tertius ▶ M. extensor digitorum longus
Synergisten	▶ M. extensor digitorum brevis ▶ M. biceps femoris

Ausgangsstellung · Endstellung

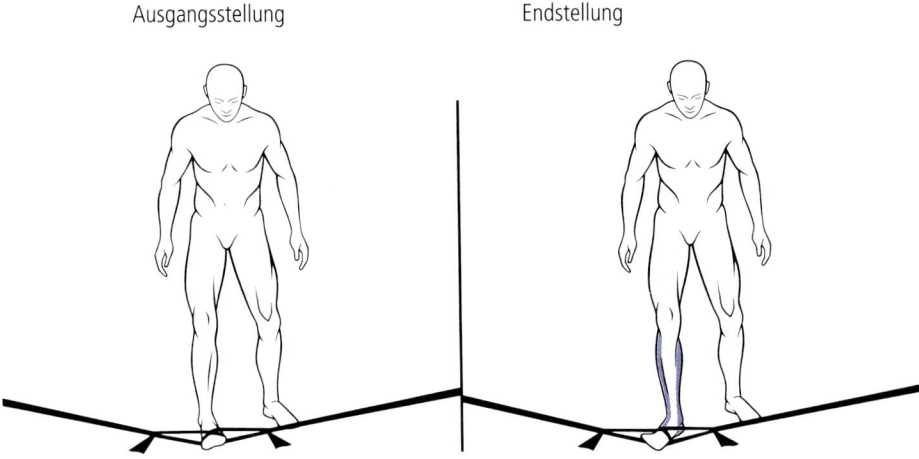

Trainingsziel	Verbesserung der intermuskulären Koordination der Primärbeweger im Sinne der teilbelasteten Beinachsen.
Trainingsmethoden	3
Stufen der Belastungsintensität	4
Anmerkung	Zur Erhöhung der muskulären Intensität und Reaktionsfähigkeit muß die Bewegungsumkehr in die konzentrische Bewegungsphase dynamisch-schnell ausgeführt werden.

Hüftgelenke · Kniegelenk · Unteres Sprunggelenk · Mittelfußgelenke

Bewegungskomponenten/ Schaltstelle der Bewegung	Abd/Add AR/IR Pronation/Supination
Primärbeweger	▶ M. glutaeus medius/maximus ▶ M. piriformis ▶ M. gemellus superior/inferior ▶ M. obturatorius internus/externus
Synergisten	▶ M. peroneus longus ▶ M. extensor digitorum longus ▶ M. flexor hallucis brevis ▶ M. quadratus plantae

Ausgangsstellung   Endstellung

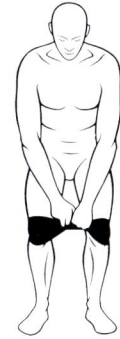 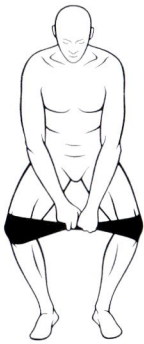

Trainingsziele	Verbesserung der pronatorischen Verschraubungsfähigkeit der subtalaren Fußplatte im Sinne der aktiven Widerlagerung bei Lateralrotation der Flexion/Extensionsachse des Kniegelenkes.
Trainingsmethoden Stufen der Belastungsintensität	3 Beinachsenbelastung (Fuß)
Anmerkung	Die Lateralrotation der Kniegelenke muß dann begrenzt werden, wenn die Großzehengrundgelenke ihren Bodenkontakt verlieren.

Anhang

Rehatrain ist ein eingetragenes Markenzeichen. Das Autorenteam führt seit Jahren Weiterbildungskurse zu diesem Behandlungskonzept durch. In diesen Kursen wird das konzeptionelle Vorgehen nach Rehatrain bei den häufigsten Krankheitsbildern vermittelt, ergänzt durch klinische Untersuchungen, Integration der verschiedensten Behandlungsmethoden und der gezielte Einsatz der Rehatrain-Übungen.

Bezugsquellen

• *Thera-Bänder* können im Orthopädie-Fachhandel oder in Sanitätshäusern erworben werden. Eine Direktbestellung ist auch bei den unten angegebenen Adressen möglich.

• *Rehatrain Fitness-Set:* Es umfaßt ein Thera-Band von 2 Meter Länge in der gewünschten Farbe, die Rehatrain-Fixationsschlaufe zur Befestigung des Thera-Bandes im Türspalt oder an den Extremitäten, 3 Übungsposter für die exakte Übungsausführung und die Testblätter zur Überprüfung des Trainingszustandes. Erhältlich ist es bei den unten angegebenen Adressen.

Deutschland:
Thera-Band GmbH
Mainzerstr. 19
D-65589 Hadamar
Tel. +49-0 64 33/9 16 40

Schweiz:
LMT/Polar
Industriestr. 19
CH-8304 Wallisellen
Tel. + 41-0 18/77 84 85

Österreich:
COMESA GmbH
Baldassgasse 5
A-1211 Wien
Tel. +43-01 250 460

Weiterführende Literatur

Ahonen J.: Sportmedizin und Trainingslehre. Schattauer, Stuttgart/New York 1994.

Gisler Th.: Differenzierung im Beweglichkeitstraining. Thieme, Stuttgart 1998.

Kleissen R. F. M., Hermens H. J., den Exter T.: Simultaneous Measurement of Surface EMG and Movements for Clinical Use. Med Biol Eng Comput. 27 (1989), 201–297.

Lilichner M., Engelhardt J., Freiwald: Die Muskulatur. Ciba-Geigy Verlag, 1994.

Mayer T., Mooney V., Gatchel R.J.: Contemporary conservative care for painful spinal disorders. Lea & Febiger, Philadelphia/London, 1991.

Radlinger L. et al.: Rehabilitative Trainingslehre, Thieme. Stuttgart 1998.

Radlinger L. et al.: Rehabilitatives Krafttraining. Thieme, Stuttgart 1998.

Resch H., Habermayer P.: Isokinetische Kräfte am Glenohumeralgelenk. Die vordere Instabilität des Schultergelenks. Springer, Berlin/Heidelberg/New York 1989.

Sohier R.: La machine humaine. Edit. Kine-Sciences la Louviere, Belgien 1989.

Abbildungsverzeichnis

Abbildungen 1–16: Susanne Adler, Lübeck
Alle weiteren Zeichnungen: Sandra Hoffmann, Basel

Register

A

Adaption 5, 7, 31
Anpassung s. Adaption
Anstrengungsempfinden 30
Arthrokinematische Kette, offene 44
Arthronales System 38
Arthropathie 57
ATP (Adenosintriphosphat) 10
Ausdauer 17, 20
Ausdauertraining 2

B

Belastbarkeit 3
Belastung 3, 25, 28, 29, 46
  Belastungsdauer 26
  Belastungsdichte 26
  Belastungshäufigkeit 27
  Belastungsintensität 26, 52
  Belastungsnormativen 25
  Belastungsumfang 27
Beweglichkeit 20
Borg-Skala 29, 51

D

Deconditioning-Syndrom 3
Dehnfähigkeit 20, 21
Dehntechniken 21
Dehnungs-Verkürzungs-Zyklus
  (DVZ) 9, 35

E

Energiebereitstellung
  aerob-alaktazide- 11
  anaerob-alaktazide- 10
  anaerob-laktazide- 11
Ermüdung
  muskuläre- 13, 26, 45
  Kontraktions- 13
  Synapsen- 13

F

Fasertyp I s. Muskulatur, tonische
Fasertyp II s. Muskulatur, phasische
Fitneß 2, 3
Freie Gewichte 42

G

Glykogen 10
Glykolyse s. Energiebereitstellung

H

Homöostase 5, 45

K

Kondition 15
  s.a. Leistungsfähigkeit, körperliche
Konditionelle Grundfähigkeiten 15, 19
Kontraktion s. Muskelkontraktion
Koordination 16, 23
Koordinationstraining 24
Kraft 17, 19
  Kraftausdauer 19
  Maximalkraft 19
  Schnellkraft 16, 19
Kraftmaschine 42, 43
Krafttraining 2, 21, 43, 53
  -aufbauendes 46
  Kraftausdauertraining 34, 37
  Maximalkrafttraining 31, 36, 54
  Reaktivkrafttraining 35, 37
  Schnellkrafttraining 33, 55
Kreatinphosphat 10

L

Leistungsfähigkeit, körperliche 2, 3
  s.a. Kondition

M

Muskeldurchblutung 11
Muskelhartspann s. Myotendiose
Muskelkater 13
Muskelkontraktion 8
Muskelspannung s. Muskeltonus
Muskeltonus 12
Muskelverkürzung 21
Muskulatur
  phasische- 46
  tonische- 46
Myotendiose 104

P

Periarthropathie 57

R

Regenerationsprozesse 36
Rehatrain 38, 47
Rückenmuskulatur 7, 14, 15
   autochthone- 14
   hererochthone- 14

S

Schnelligkeit 17, 24
Skelettmuskulatur 7
Stabilisation 25
Superkompensation 5, 7

T

Test – Treat – Train – Re-Test 47
Testübungen 48, 50
Thera-Band 39, 43, 44
   Bandstärke 39
   Befestigung 40, 41
Training 5
   Fortschritte 7
   qualitatives- 6
   quantitatives- 6
   sportliches- 5
   Trainingsgestaltung 46
   Trainingshäufigkeit 28
   Trainingskomponenten 19
   Trainingsmethoden 52
   Trainingsreize 31

V

Verletzungsprophylaxe 2